Rachida Lamiri
Nahla kechiche
Ibtihal Jamal

Recidiva local de nefroblastoma

Rachida Lamiri
Nahla kechiche
Ibtihal Jamal

Recidiva local de nefroblastoma

Factores preditivos de recorrência local de nefroblastoma

ScienciaScripts

Imprint
Any brand names and product names mentioned in this book are subject to trademark, brand or patent protection and are trademarks or registered trademarks of their respective holders. The use of brand names, product names, common names, trade names, product descriptions etc. even without a particular marking in this work is in no way to be construed to mean that such names may be regarded as unrestricted in respect of trademark and brand protection legislation and could thus be used by anyone.

Cover image: www.ingimage.com

This book is a translation from the original published under ISBN 978-620-6-72510-7.

Publisher:
Sciencia Scripts
is a trademark of
Dodo Books Indian Ocean Ltd. and OmniScriptum S.R.L publishing group

120 High Road, East Finchley, London, N2 9ED, United Kingdom
Str. Armeneasca 28/1, office 1, Chisinau MD-2012, Republic of Moldova, Europe
Managing Directors: Ieva Konstantinova, Victoria Ursu
info@omniscriptum.com

Printed at: see last page
ISBN: 978-620-8-35506-7

INTRODUÇÃO

O nefroblastoma ou tumor de Wilms é um tumor maligno que se desenvolve à custa do tecido renal embrionário [1, 2, 3, 4, 5]. O tumor de Wilms reproduz a nefrogénese, podendo observar-se os 3 componentes do metanefro em diferenciação: blastómeros indiferenciados, estruturas epiteliais e tecidos conjuntivos ou vários derivados mesodérmicos (mesenquimais ou estromais) [6, 7, 8, 9].

É o tumor renal maligno mais frequente em crianças com idades compreendidas entre 1 e 5 anos (mais de 90% dos tumores renais em crianças) [1, 2, 6]. Pode ser descoberto após a palpação de uma massa abdominal (95% dos casos), ou na presença de outros sinais como dor abdominal, hematúria, febre ou alterações do estado geral [5, 8, 9, 10].O diagnóstico do nefroblastoma baseia-se essencialmente em exames radiológicos (ecografia e TAC abdominal) [2, 4, 6, 11], sendo por vezes utilizada uma biópsia guiada por ecografia ou scanner para diagnóstico em casos duvidosos [12]. O nefroblastoma é o tumor que mais tem beneficiado dos avanços terapêuticos, baseados essencialmente em cirurgia, quimioterapia e mesmo radioterapia [2, 13, 14]. O estádio de extensão é definido com base na avaliação radiológica da extensão, no relatório operatório e no exame anatomopatológico da peça cirúrgica [6, 7, 10]. A recidiva local (em 20% dos casos) ou as metástases (pulmonares ou hepáticas) são possíveis [4, 8, 12]. Devem ser detectadas através de uma vigilância trimestral que inclua um exame clínico, uma radiografia do tórax e uma ecografia abdominal [14].

A recidiva local coloca o problema da sua etiologia, que é multifatorial, representada essencialmente por: subclassificação do tumor, quimioterapia pré ou pós-operatória inadequada, erro cirúrgico (rutura do tumor, não ressecção de resíduos peritoneais-diafragmáticos ou parietais) e histologia desfavorável.

O objetivo deste estudo foi investigar a recorrência local do nefroblastoma. A recidiva local é definida como a recorrência da massa no leito tumoral original, retroperitoneal ou dentro da cavidade abdominal [15]. Assim, à luz de 14 casos de recorrência local de nefroblastoma recolhidos no departamento de cirurgia pediátrica do Hospital Universitário Fattouma Bourguiba em Monastir, entre 1995 e 2012, propomo-nos estudar:

-Caraterísticas epidemiológicas, clínicas e terapêuticas da recidiva local do nefroblastoma.

- Factores preditivos de recorrência local.

- O prognóstico para estas 14 recorrências.

DOENTES E MÉTODOS

Trata-se de um estudo retrospetivo de 14 casos de recidiva local de nefroblastoma recolhidos no serviço de cirurgia pediátrica do Hospital Universitário Fattouma Bourguiba entre 1er de janeiro de 1995 e 31 de dezembro de 2012.

O estudo envolveu todos os casos que deram entrada no serviço com um diagnóstico clínico, radiológico e histológico de nefroblastoma e que recidivaram localmente após a cirurgia, bem como os casos que se apresentaram na fase de recidiva local.

Os dados epidemiológicos, clínicos, radiológicos e anatomopatológicos, bem como os vários métodos de tratamento, os resultados e os aspectos evolutivos foram recolhidos dos processos clínicos através de uma ficha de análise. Esta incluía essencialmente: a história médica e cirúrgica do doente, as circunstâncias em que a patologia foi descoberta, os resultados do exame clínico e dos exames biológicos e radiológicos complementares, os métodos de tratamento: cirurgia e quimioterapia pré e pós-operatória. Estas fichas de análise especificam igualmente o seguimento do doente, as circunstâncias em que foi descoberta a recidiva local, o tratamento médico e cirúrgico adotado, a evolução do tratamento e o período de seguimento. No nosso estudo, adoptámos a classificação dos diferentes estádios de extensão de acordo com o SIOP 2001 (anexo). A análise estatística foi efectuada utilizando o pacote Statview versão 5.

O estudo descritivo foi expresso em percentagens e representado graficamente sob a forma de gráficos de pizza. Utilizando a árvore de decisão, verificámos que os testes mais adequados para este estudo são A "Probabilidade Exacta de Fisher" para o estudo da correlação entre as variáveis qualitativas e quantitativas, e o "Coeficiente de Correlação Linear" para o estudo da correlação entre as variáveis quantitativas, com um limiar de significância estatística fixado em P

$< 0,05$.

RESULTADOS

I- EPIDEMIOLOGIA

De 1 de janeiro de 1995 a 31 de dezembro de 2012, 115 casos de nefroblastoma foram tratados no departamento de cirurgia pediátrica do Hospital Universitário Fattouma Bourguiba. Entre estes doentes, 14 apresentaram uma recorrência local de nefroblastoma após cirurgia curativa, o que representa uma incidência anual de recorrência igual a 0,82 casos por ano e uma frequência de 12%.

I-1-IDADE

A idade dos nossos pacientes variou de 3 dias a 9 anos, com uma média de 4,5 anos (Figura 1).

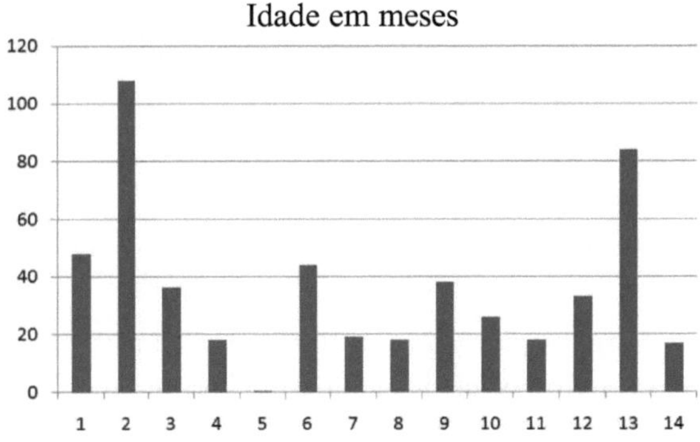

Número de casos
Figura 1: Distribuição etária dos doentes.

O grupo etário inferior ou igual a 3 anos (36 meses) foi o mais afetado, representando 57% dos casos.

I-2-SEXO

Dez doentes eram do sexo feminino (71%) e 4 do sexo masculino (29%), com um rácio entre sexos de 0,4.

I-3-HISTÓRIA DA FAMÍLIA

Apenas um doente tinha um tio materno que faleceu de um tumor renal aos 5 anos de idade. Nos outros 13 casos, nenhum dos doentes tinha antecedentes familiares de carcinologia.

II- TUMOR INICIAL

II-1-CLÍNICAS

II-1-1-CIRCUNSTÂNCIAS EM QUE O NEFROBLASTOMA É DESCOBERTO

A massa abdominal foi o principal motivo de descoberta. Ela foi encontrada em 13 casos (92,8%) (Tabela I).

Tabela I: Circunstâncias em que o nefroblastoma é descoberto.

	Frequência	Percentagem (%)
Massa abdominal	12	92,8
Dor abdominal	4	28,6
Hematúria	1	7
Perda de peso	2	14,3
Febre	2	14,3

A soma das percentagens superiores a 100% explica-se pela possibilidade de dois ou três sinais estarem associados no mesmo doente.

II-1-2- EXAME CLÍNICO

O exame abdominal revelou uma massa abdominal no hipocôndrio esquerdo em 54% dos casos, no hipocôndrio direito em 23,5% dos casos e, finalmente, no flanco esquerdo, no flanco direito e na fossa ilíaca direita em 7,5% dos casos cada. A palpação da massa foi sensível em 2 casos (14,3%) e indolor em 12 casos (85,7%). Revelou uma massa mal limitada em 5 casos (38,5%) e uma massa bem limitada em 8 casos (61,5%). O tamanho da massa à palpação variava entre 5 e 15 cm, com uma média de 10 cm. Todos os doentes tinham um exame rectal normal (sem nódulos ou palpação do pólo inferior da massa) e estavam em bom estado geral.

II-2- TESTES DE DIAGNÓSTICO ADICIONAIS PARA O NEFROBLASTOMA

II-2-1-ABDOMEN SEM PREPARAÇÃO

O PSA foi efectuado em 8 doentes, não tendo sido detectadas anomalias em nenhum deles, nomeadamente lise óssea ou calcificação.

II-2-2-ULTRA-SONOGRAFIA ABDOMINAL E TOMOGRAFIA COMPUTORIZADA ABDOMINO-PÉLVICA

Dez doentes foram submetidos a uma ecografia e a uma TAC abdomino-pélvica. Estas investigações radiológicas revelaram um tumor tecidular, abdominal em treze casos (93%) e abdomino-pélvico num caso (7%). Em todos os doentes, a massa era retroperitoneal e mais precisamente de origem renal, esquerda em 9 casos (64%) e direita em 5 casos (36%) (Figuras 2 e 3).

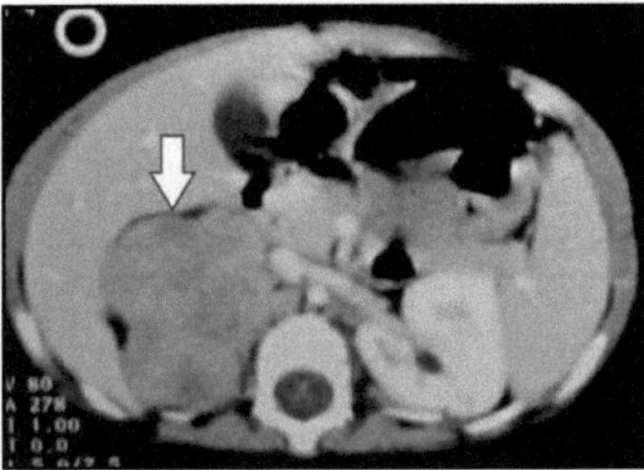

Figura 2: TC abdominal (APC): Massa de tecido sobre o rim direito.

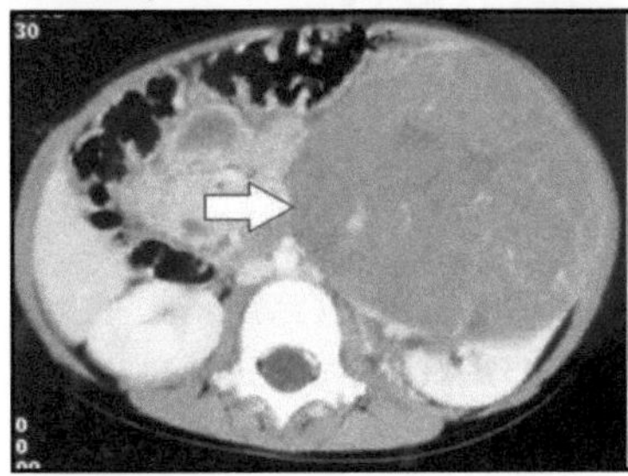

Figura 3: Tomografia computadorizada de abdome (APC): Massa de tecido retroperitoneal adjacente ao rim esquerdo com sinal de esporão.

O tamanho inicial do tumor variou entre 60 mm e 150 mm de eixo longo, com uma média de 105 mm. Foram observadas calcificações na massa tumoral em 3 doentes (29%). Apenas um doente apresentava múltiplas lesões medulo-corticais bilaterais, isodensas e sem contraste, com uma massa de 60 mm de diâmetro no rim esquerdo, o que favorece a hipótese de um nefroblastoma do rim esquerdo sobre uma lesão nefroblastomatosa renal bilateral.Com base na ecografia e nos exames, o diagnóstico de nefroblastoma foi aceite em todos os casos. Apenas um doente foi submetido a uma biópsia guiada por ecografia para fins diagnósticos, por não ter respondido a 4 semanas de quimioterapia pré-operatória, tendo inclusivamente aumentado o tamanho do tumor inicial.

II-2-3-BIOLOGIA

Foram efectuados ensaios de metabolitos urinários de VMA em 4 doentes, cujos resultados se situaram dentro dos limites normais.

II-3- AVALIAÇÃO DA EXTENSÃO

O trabalho de extensão incluiu um exame clínico completo e exames radiológicos adicionais.

II-3-1-EXAME CLÍNICO

O exame clínico não revelou HMG, SMG ou ascite em nenhum dos casos. Os gânglios linfáticos estavam livres em todos os casos, exceto num doente que apresentava uma adenopatia inguinal direita firme com 1 cm de diâmetro.

II-3-2- RADIOGRAFIA DO TÓRAX

Foi efectuada radiografia do tórax em onze doentes (79%), que não revelou anomalias detectáveis, e nos restantes 3 doentes foi realizada de imediato uma TAC toracoabdominal.

II-3-3-ULTRASSONOGRAFIA ABDOMINAL E TOMOGRAFIA COMPUTADORIZADA TORÁCICA-ABDOMINAL-PÉLVICA

Estes exames radiológicos permitiram diagnosticar metástases em 3 doentes, ou seja, 21% dos casos.

Destes 3 doentes :

- 2 tinham metástases pulmonares (o primeiro tinha 8 nódulos difusos sub-centimétricos em ambos os campos pulmonares (Figura 4), enquanto o segundo tinha múltiplos macro-nódulos difusos em ambos os campos pulmonares)
- um apresentava uma metástase hepática (2 nódulos hepáticos com 1,5 e 2,5 cm) (Figura 5).

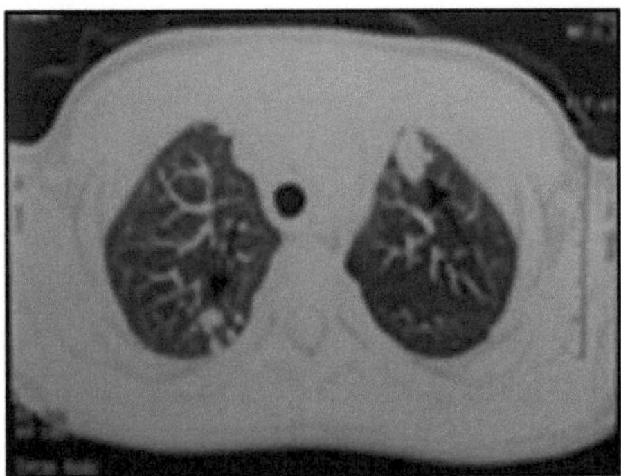

Figura 4: TAC torácica: metástases pulmonares sob a forma de nódulos sub-centimétricos difusos nos 2 campos pulmonares.

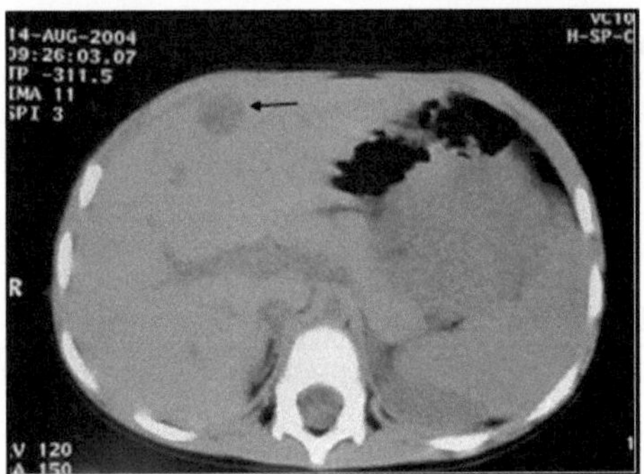

Figura 5: TAC abdominal: nódulo hepático do segmento IV, 15 mm, subcapsular.

II-3-4 - ECOGRAFIA ABDOMINAL COM DOPPLER

A ultrassonografia com Doppler foi realizada em oito pacientes, e em todos os casos não mostrou trombose venosa (VD e VCI).

II-4- TRATAMENTO

II- QUIMIOTERAPIA 4-1-PRÉ-OPERATÓRIA

Treze dos nossos doentes foram submetidos a quimioterapia pré-operatória (93%). Um doente foi submetido a cirurgia imediata devido a uma forte suspeita de nefroma mesoblástico (tumor de Bollande).

a- Medicamentos anti-cancro

Nos nossos doentes foram utilizados três tipos de combinações de medicamentos: 1ère combinação: Oncovin + Actinomicina 2ème combinação: Adriamicina + Vincristina + Actinomicina 3ème combinação: Oncovin + Actinomicina + Epirrubicina.

Dos 13 doentes que receberam quimioterapia pré-operatória, 5 receberam a combinação 1ère (39%), 3 receberam a combinação 2ème (23%), 2 receberam a combinação 3ème (15%) e 3 doentes para os quais o tratamento médico não foi especificado (23%).

b- Duração da quimioterapia

A duração da quimioterapia variou entre 4 e 8 semanas, com uma média de 5 semanas.

c- Resposta à quimioterapia

- **A resposta do tumor :**

Em 11 dos 13 doentes observou-se regressão parcial do tumor, com a percentagem de regressão a variar entre 50% e 80%, com uma média de 65%. (Tabela II)

Tabela II: Resposta do tumor à quimioterapia pré-operatória.

	Frequência	Percentagem(%)
Regressão parcial	11	84
Estável	1	8
Agravamento	1	8

- **A resposta às metástases :**

As metástases à distância tinham desaparecido em 2 doentes (uma metástase pulmonar e uma metástase hepática). Um doente manteve um nódulo pulmonar direito.

II- 4-2- CIRURGIA CURATIVA

a- Remoção cirúrgica

Todos os nossos doentes foram submetidos a cirurgia aberta. A abordagem foi efectuada através de uma incisão transversal larga acima do umbigo direito ou esquerdo, dependendo da localização do tumor (Figura 6).

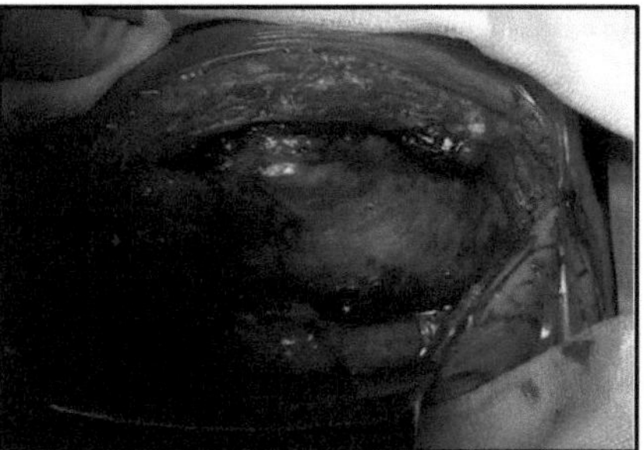

Figura 6: Uma grande incisão transversal acima do umbigo esquerdo.

A excisão cirúrgica foi completa, ou seja, ureteronefrectomia alargada em 13 doentes (Figura 7) e excisão parcial esquerda num doente que apresentava um nefroblastoma esquerdo numa lesão nefroblastomatosa renal bilateral.

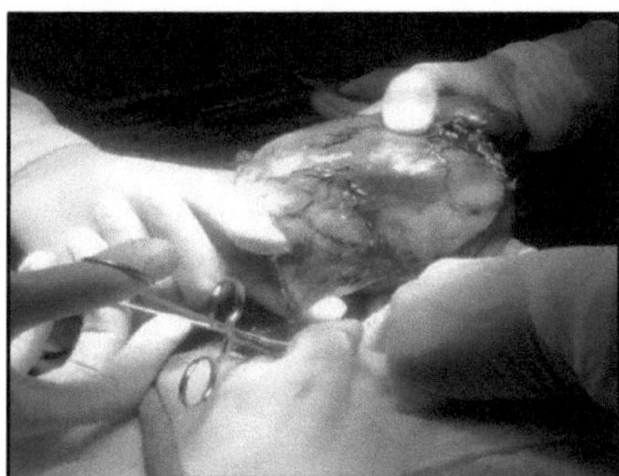

Figura 7: Fase final de uma uretero-nefrectomia esquerda alargada envolvendo a ligadura do ureter esquerdo mais próximo da bexiga.

A amostragem da adenopatia foi efectuada em todos os casos, exceto em 2 doentes, nos quais não foi encontrada qualquer adenopatia. Foi colocado um dreno de Redon na pélvis renal em 3 doentes (21%).

b- Dificuldade em remover cirurgicamente o tumor

A excisão cirúrgica em 7 dos nossos doentes foi considerada difícil (50%), devido a múltiplas aderências com a parede, o diafragma e vários órgãos vizinhos.

Por outro lado, a remoção cirúrgica dos restantes 7 doentes foi considerada fácil. Verificou-se que em nenhum caso a cápsula renal se rompeu no intra-operatório.

c- Cuidados pós-operatórios

Todos os nossos doentes tiveram uma evolução pós-operatória simples.

II-4-3- EXAME ANATOMOPATOLÓGICO

a- Estádio da extensão do tumor

A maioria dos casos (43%) foi classificada como estádio I. (Quadro III)

Tabela III: Estádio da extensão do tumor.

	Frequência	Percentagem
Fase I Fase II Fase III Fase IV	6 3 2 3	43% 21,5% 14% 21,5%

b- Tipos histológicos de tumores

Nove doentes apresentavam uma histologia mista e 5 doentes tinham uma predominância do componente blastematoso. Foi observada uma sobreposição da cápsula em 8 dos 14 doentes.

c- Anaplasia

Apenas três doentes apresentavam anaplasia no exame patológico.

d- Trombose venosa

Não foi observada nenhuma trombose venosa neoplásica.

e- Peso do tumor

O peso do tumor não foi especificado em 11 casos. Nos 3 casos restantes, o peso médio do tumor foi de 1670 gramas.

II-4-4- TRATAMENTO PÓS-OPERATÓRIO

a- Quimioterapia

Treze dos nossos doentes tinham recebido quimioterapia pós-operatória (93%).

Um doente não recebeu quimioterapia pré-operatória devido à forte suspeita inicial de nefroma mesoblástico, tendo sido decidida a monitorização clínica e radiológica pós-operatória (porque o tumor foi classificado como estádio I, N0, M0).

⇨ Medicamentos anti-cancro :

Nos nossos doentes foram utilizados três tipos de terapêutica combinada: 1^{ére} combinação: Oncovin + Actinomicina.
2ème combinação: Adriamicina + Vincristina + Actinomicina. 3ème combinação: Oncovin + Actinomicina + Epirrubicina.
Dos 13 doentes que receberam quimioterapia pós-operatória, 4 tinham recebido a combinação 1^{ére} , 7 tinham recebido a combinação 2ème e 2 doentes tinham recebido a combinação 3ème de quimioterapia.

⇨ O número de tratamentos :

O número de ciclos de tratamento não foi especificado em 7 casos. O número de cursos de tratamento variou entre 4 e 8 cursos de tratamento, com uma média de 6 cursos nos outros 7 casos.

⇨ Duração da quimioterapia :

A duração da quimioterapia variou entre 4 e 28 semanas, com uma média de 16 semanas.

⇨ Resposta à quimioterapia :

- **A resposta na pelve renal :**

Doze dos 13 casos tiveram uma evolução favorável (92%). Um caso teve um agravamento local (recidiva da massa na ecografia abdominal de seguimento efectuada 3 meses após a cirurgia).

- **A resposta às metástases :**

Dos 14 casos estudados, apenas 3 apresentavam metástases, dos quais apenas um doente apresentava uma metástase pulmonar (nódulo único no parênquima pulmonar direito) que persistiu após quimioterapia pré-operatória e que persistiu mesmo após quimioterapia pós-operatória.

b- Radioterapia

Realizado num único doente com doença anaplásica em estádio III. A evolução da doença foi favorável, como demonstrado pela TAC abdomino-pélvica de seguimento (um compartimento renal esquerdo livre).

c- Tratamento cirúrgico das metástases

A excisão cirúrgica foi efectuada no doente cujas metástases pulmonares persistiram após quimioterapia pré e pós-operatória. Foi efectuada uma metastectomia por toracotomia póstero-lateral direita. O exame anatomopatológico da peça cirúrgica confirmou a sua natureza metastática.

III- RECIDIVA DO TUMOR

III-1- CIRCUNSTÂNCIAS DA DESCOBERTA

A vigilância radiológica (ecografia e/ou TAC abdomino-pélvica) foi o motivo da descoberta da recidiva em 12 doentes. Nos restantes 2 doentes, foi detectada uma massa abdominal ao exame clínico (Figura 8).

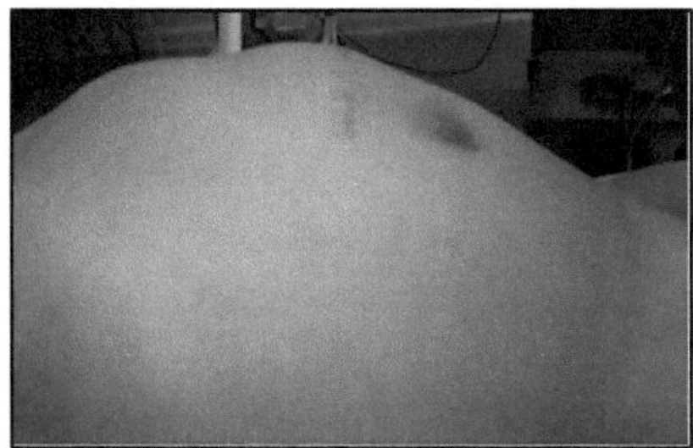

Figura 8: Mostra a distensão abdominal devido à massa recorrente, com cicatriz de uma incisão supraumbilical esquerda transversal.

III-2- PERÍODO ENTRE A DETERMINAÇÃO DA RECIDIVA E NEFRECTOMIA

O tempo até à recidiva local do nefroblastoma após cirurgia curativa variou entre 3 meses e 48 meses, com uma média de 25,5 meses.

III-3-LOCALIZAÇÃO DE TUMORES RECORRENTES

A recidiva local do tumor foi isolada em 9 casos, associada a metástases pulmonares em 4 casos e associada a metástases hepáticas num caso. A recidiva local era retroperitoneal à direita ou à esquerda, ou intraperitoneal, ou de origem abdominal com um ponto de origem difícil de especificar. A recidiva retroperitoneal foi o sítio mais comum, correspondendo a 79% dos casos (Figura 9).

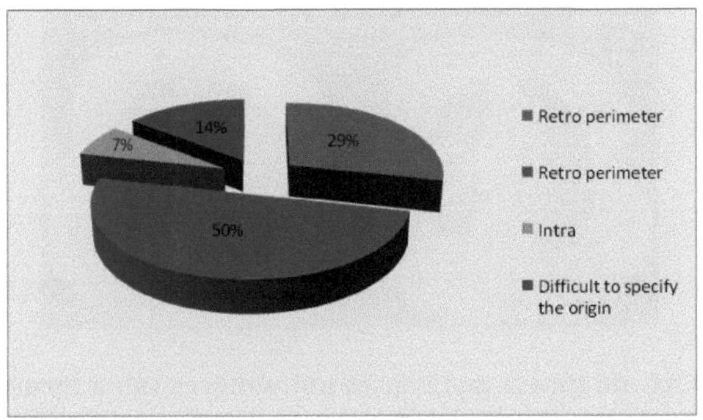

Figura 9: Distribuição dos doentes de acordo com a localização da recidiva do tumor.

O tamanho da massa variou entre 40 mm e 170 mm, com uma média de 105 mm. Era bem limitada em 6 casos e mal limitada em 8 casos.

III-4-REVISÃO DA EXTENSÃO

III-4.1. ECOGRAFIA ABDOMINOPÉLVICA E TAC TORACO-ABDOMINOPÉLVICA

Estes exames radiológicos levaram ao diagnóstico de metástases em 5 de 14 doentes.

Destes 5 doentes, um apresentava uma metástase hepática (nódulo da cúpula hepática com 2 cm de diâmetro) e 4 tinham metástases pulmonares, que apresentavam respetivamente as seguintes lesões

- 2 lesões nodulares sub-centimétricas do parênquima pulmonar direito.
- Micronódulos subpleurais no lobo médio direito.
- 5 lesões nodulares difusas em ambos os campos pulmonares (uma à esquerda e 4 à direita).
- Múltiplos nódulos bilaterais de tecido intra-parenquimatoso, periféricos e para-mediastínicos. (Figura 10)

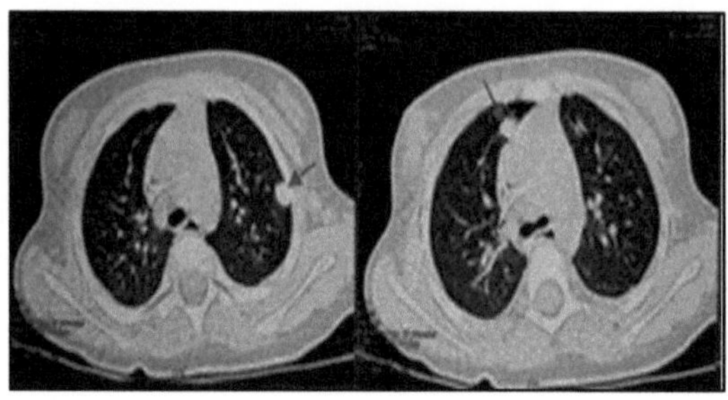

Figura 10: TAC do tórax: metástases pulmonares sob a forma de nódulos de tecido intra-parenquimatoso, difusos em ambos os campos pulmonares.

III-4.2 ECOGRAFIA ABDOMINAL COM DOPPLER

A ecografia com Doppler foi realizada em 7 doentes, confirmando a ausência de trombose venosa.

III-5- TRATAMENTO DA RECIDIVA DO TUMOR

III-5-1- QUIMIOTERAPIA PRÉ-OPERATÓRIA

Treze dos 14 pacientes receberam quimioterapia pré-operatória (93%) e apenas um paciente não recebeu.
Este doente não apresentou resposta, mesmo parcial, à quimioterapia pré-operatória, pelo que a cirurgia curativa foi indicada de imediato, uma vez que o tumor era localizado e ressecável.
⇨ Resposta à quimioterapia :

- **A resposta do tumor :**

Dos 13 doentes que foram submetidos a quimioterapia pré-operatória, observou-se uma regressão parcial em 10 doentes, um aspeto estável em 2 doentes e um agravamento local num doente.

- **A resposta às metástases :**

A recidiva local do tumor foi acompanhada de metástases em diferentes locais em 5 doentes. Verificou-se o desaparecimento completo das metástases em todos os casos, exceto num doente em que se verificou uma progressão do tumor com lesões pulmonares bilaterais.

III-5-2- CIRURGIA PARA RECIDIVA DO TUMOR

A remoção cirúrgica da recidiva local do tumor foi efectuada em 10 doentes (78%). A remoção foi macroscopicamente completa em todos os casos.
Três doentes foram considerados inoperáveis (o tumor era muito grande, muito aderente em 2 casos e associado a carcinose peritoneal num caso).
Apenas um doente não necessitou de cirurgia de recidiva, dada a regressão quase completa do tamanho do tumor (de 90 mm para 10 mm) sob quimioterapia pré-operatória.

III-5-3- QUIMIOTERAPIA PÓS-OPERATÓRIA

Todos os nossos doentes tinham recebido quimioterapia pós-operatória.

⇨ Resposta à quimioterapia :

- **A resposta do tumor :**

A progressão foi favorável em 10 doentes e desfavorável em 4 (progressão do tumor no local inicial ou metástases).

- **A resposta às metástases :**

Dos 14 casos estudados, 5 apresentaram recidiva local associada a metástases em diferentes sítios. O desaparecimento completo das metástases após quimioterapia pré-operatória foi observado em todos os doentes, exceto num, que apresentou progressão tumoral com lesões pulmonares bilaterais.

III-5-4- RADIOTERAPIA

Nenhum dos doentes tinha recebido radioterapia pós-operatória.

III-5-5- TRATAMENTO CIRÚRGICO DAS METÁSTASES

Um doente foi submetido a remoção cirúrgica de uma metástase pulmonar por toracotomia póstero-lateral direita. A exploração revelou um nódulo metastático com 2,5 cm de diâmetro na margem do lobo médio e um nódulo com 1 cm de diâmetro no segmento anterior do lobo superior. O nódulo de 1 cm foi ressecado utilizando a técnica Wedge com uma margem de segurança de 2 mm. Para o segundo nódulo, localizado na crista do lobo médio, foi efectuada uma metastectomia seguindo a periferia do nódulo. O tratamento pós-operatório foi simples.

III-6- EXAME ANÁTOMO-PATOLÓGICO (Quadro IV)

Dez dos 14 doentes mantiveram o mesmo tipo histológico (misto ou predominantemente blastematoso). No entanto, em 4 dos 14 doentes houve uma alteração do tipo histológico (de misto para predominantemente blastematoso nos 4 casos). O tempo médio de recorrência para estes doentes foi de 8,5 meses. Os tumores sem sinais histológicos iniciais desfavoráveis mantiveram as mesmas caraterísticas na massa recorrente.

Tabela IV: Tipo histológico do tumor inicial e recorrente.

Observação nº.	Tipo histológico do tumor inicial	Tipo histológico do tumor recorrente
1	Mista sem anaplasia	Mista sem anaplasia
2	Blastematoso com anaplasia	Blastematoso com anaplasia
3	Mista sem anaplasia	Blastematoso sem anaplasia
4	Misto sem anaplasia	Misto sem anaplasia
5	Blastematoso sem anaplasia	Blastematoso sem anaplasia
6	Mista sem anaplasia	Blastematoso sem anaplasia
7	Blastematoso com anaplasia	Blastematoso com anaplasia
8	Mista sem anaplasia	Blastematoso sem anaplasia
9	Blastematoso com anaplasia	Blastematoso com anaplasia
10	Blastematoso sem anaplasia	Blastematoso sem anaplasia
11	Mista sem anaplasia	Mista sem anaplasia
12	Mista sem anaplasia	Blastematoso sem anaplasia
13	Mista sem anaplasia	Mista sem anaplasia
14	Mista sem anaplasia	Mista sem anaplasia

IV- EVOLUÇÃO

Dos 14 casos estudados, 10 tiveram um desfecho favorável com regressão completa da recidiva local ou das metástases. O seguimento variou entre 3 e 92 meses, com uma média de 47,5 meses.Por outro lado, os restantes 4 doentes tiveram um desfecho desfavorável: ou um tumor inoperável (local do tumor inicial ou metastático), ou resistência ao tratamento quimioterápico, ou ambos.

Destes 4 doentes, 2 morreram após uma média de 21,5 meses do diagnóstico da doença e 2 perderam o seguimento após uma média de 7,5 meses. O prognóstico para a recidiva local foi bom em 71,5% dos doentes (30% dos quais tinham metástases pulmonares ou hepáticas) e mau em 28,5% (neste último caso, a avaliação da extensão não foi notável).

V- FACTORES PREDITIVOS DE REINCIDÊNCIA

Na nossa série, foram estudados vários factores preditivos de recidiva. Estes são essencialmente factores clínicos, radiológicos, terapêuticos e anatomopatológicos.

V-1- FACTORES CLÍNICOS: (Quadro V)

V-1-1- IDADE

A idade dos nossos doentes variou entre os 3 dias e os 9 anos, com uma média de 4,5 anos. Verificámos que a recidiva mais precoce, aos 3 meses, ocorreu na criança mais velha da nossa série (9 anos). Verificámos também que o tempo médio até à recidiva foi mais curto nos doentes com mais de 3 anos (tempo médio de 14 meses) e mais longo nos doentes com menos de 3 anos (tempo médio de 25,5 meses). O estudo analítico mostrou uma correlação significativa entre o tempo até à recidiva local e a idade (P=0,0037).

V-1-2- SEXO

Na nossa série, dez doentes eram do sexo feminino (71%) e 4 do sexo masculino (29%). O tempo médio até à recidiva foi mais curto para os doentes do sexo masculino (tempo médio de 14 meses) e mais longo para as doentes do sexo feminino (tempo médio de 25,5 meses). O estudo analítico não mostrou uma correlação significativa entre o tempo até à recidiva local e o género dos doentes (P=0,338).

Tabela V: Tempo até à recorrência e factores clínicos.

Observação nº.	Prazo de reincidência (meses)	Idade (meses)	Género
1	5	48	F
2	3	108	F
3	8	36	F
4	4	18	F
5	7	0,34	F
6	5	44	M
7	3	19	M
8	11	18	F
9	4	38	F
10	12	26	M
11	8	18	F
12	12	33	F
13	25	84	M
14	48	17	F

V-2- FACTORES RADIOLÓGICOS: (Quadro VI)

V-2-1- DIMENSÃO DO TUMOR INICIAL

O tamanho inicial do tumor primário variou entre 60 e 150 mm de eixo longo, com uma média de 105 mm. Verificou-se que os doentes com um tamanho inicial superior a 110 mm tinham um tempo médio de recidiva 7,5 meses mais curto e que os doentes com um tamanho inicial igual ou inferior a 110 mm tinham um tempo médio de recidiva 25,5 meses mais longo. O estudo analítico mostrou uma correlação significativa entre o tempo até à recorrência local e o tamanho inicial do tumor (P=0,0047).

V-2-2- METÁSTASES À DISTÂNCIA

Três dos 14 doentes apresentavam metástases à distância (2 nos pulmões e 1 no fígado). O tempo médio até à recidiva foi mais curto no caso de metástases, 8,5 meses, em comparação com o tempo médio relativamente mais longo de 25,5 meses na ausência de metástases. O estudo analítico não mostrou uma correlação significativa entre o tempo até à recidiva local e as metástases (P=0,9814).

Tabela VI: Tempo até à recorrência e factores radiológicos.

Observação nº.	Prazo de reincidência (meses)	Tamanho do tumor inicial (mm)	Metástases à distância
1	5	140	Pulmonar
2	3	150	0
3	8	160	Pulmonar
4	4	110	0
5	7	100	0
6	5	125	0
7	3	105	0
8	11	110	0
9	4	110	0
10	12	125	0
11	8	125	0
12	12	90	Hepático
13	25	110	0
14	48	60	0

V-3- FACTORES TERAPÊUTICOS

V-3-1- CIRURGIA (quadro VII)

Treze dos 14 doentes tinham sido submetidos a excisão cirúrgica macroscopicamente completa, ou seja, ureteronefrectomia alargada. Um dos 14 doentes com um nefroblastoma esquerdo numa lesão nefroblastomatosa renal bilateral foi submetido a uma excisão parcial do rim esquerdo, removendo todo o tumor. Neste caso, o tempo até à recorrência foi de 48 meses.

V-3-2- DIFICULDADES DO EXERCÍCIO (Quadro VII)

A excisão cirúrgica foi difícil em 7 doentes e fácil nos outros 7. Verificou-se que o tempo médio até à recorrência foi mais curto, 14 meses, para os doentes com ressecção difícil, e mais longo, 26 meses, para os doentes com ressecção fácil. O estudo analítico mostrou uma correlação significativa entre o tempo até à recidiva local e a dificuldade da excisão cirúrgica (P=0,0067).

V-3-3- RECOLHA DE GANGLIONÁRIOS (Quadro VII)

A colheita de amostras de nódulos foi efectuada em todos os doentes, exceto em 2, que não apresentavam adenopatias grosseiras durante a exploração cirúrgica. O tempo médio até à recorrência foi curto (9,5 meses) na ausência de colheita de amostras de gânglios linfáticos e mais longo (25,5 meses) no caso de colheita de amostras de gânglios linfáticos.

Tabela VII: Tempo até à recorrência e factores cirúrgicos.

Observação nº.	Prazo de reincidência (meses)	Ressecção cirúrgica	Dificuldade de ressecção	Amostragem de nós
1	5	completo	Difícil	Sim
2	3	completo	Difícil	Sim
3	8	completo	Difícil	Sim
4	4	completo	Fácil	Sim
5	7	completo	Fácil	Não
6	5	completo	Fácil	Sim
7	3	completo	Difícil	Sim
8	11	completo	Fácil	Sim
9	4	completo	Difícil	Sim
10	12	completo	Fácil	Não
11	8	completo	Difícil	Sim
12	12	completo	Fácil	Sim
13	25	completo	Difícil	Sim
14	48	parcial	Fácil	Sim

V-3-4- TERAPIA QUÍMICA PRÉ-OPERATÓRIA (quadro VIII)

Todos os nossos doentes tinham recebido quimioterapia pré-operatória, exceto um, no qual se suspeitava fortemente de nefroma mesoblástico.Em 11 doentes, a regressão parcial do tumor renal foi em média de 65%. Um doente apresentou estabilidade da lesão e o outro um aumento do tamanho do tumor. Nestes últimos 2 doentes, o tempo até à recidiva foi de 3 meses (o tempo mais curto até à recidiva na nossa série). O tempo médio até à recidiva foi de 26 meses para os doentes com regressão parcial.

V-3-5- TERAPIA QUÍMICA PÓS-OPERATÓRIA (quadro VIII)

Todos os nossos doentes receberam quimioterapia pós-operatória, exceto um, para o qual foi decidido o acompanhamento clínico e radiológico. Doze dos 13 casos tiveram uma evolução favorável. Um teve um agravamento local (recorrência da massa na ecografia abdominal de seguimento). O tempo até à recidiva foi de 3 meses para os doentes com agravamento local e de 25,5 meses, em média, para os doentes com evolução favorável.

Tabela I: Factores de recorrência e resposta à quimioterapia.

Observação nº.	Prazo de reincidência (meses)	Resposta a pré de funcionamento	Resposta à quimioterapia pós-tratamento de funcionamento
1	5	Regressão	Favorável
2	3	Aumentar	Favorável
3	8	Regressão	Favorável
4	4	Regressão	Favorável
5	7	-----	-----
6	5	Regressão	Favorável
7	3	Estabilidade	Recorrência
8	11	Regressão	Favorável
9	4	Regressão	Favorável
10	12	Regressão	Favorável
11	8	Regressão	Favorável
12	12	Regressão	Favorável
13	25	Regressão	Favorável
14	48	Regressão	Favorável

Verificou-se que o tempo mais precoce de recidiva (entre 3 e 5 meses) estava associado, na maioria dos casos, à dificuldade de ressecção cirúrgica.Este atraso foi também mais precoce, em 3 meses, para os doentes que eram resistentes à quimioterapia pré-operatória (tumor estável ou de tamanho crescente).

V-4- FACTORES ANÁTOMO-PATOLÓGICOS (Quadro IX)

V-4-1- ESTÁDIOS DE EXTENSÃO DO TUMOR

Seis doentes apresentavam extensão do tumor no estádio I e 8 doentes foram classificados como estando nos estádios II, III ou IV. O tempo médio até à recidiva para o estádio I foi de 6,7 meses, para o estádio II de 26 meses, para o estádio III de 6 meses e para o estádio IV de 8,3 meses. O estudo analítico mostrou uma correlação significativa entre o tempo até à recidiva local e o estádio de extensão do tumor (P=0,036). Verificámos que o estádio I (em 6 doentes) estava associado a um tempo de recidiva bastante curto (tempo médio de recidiva de 6,7 meses). Este facto pode ser explicado por :

- A combinação de um componente blastaematoso e anaplasia em 4 de 6 casos.

- Dificuldades de remoção cirúrgica em 2 de 6 casos.

- Ausência de recolha de amostras de gânglios linfáticos em 2 dos 6 casos.

- Resistência à quimioterapia (estabilidade ou agravamento da lesão) em 2 de 6 casos.

- A ausência de quimioterapia pré ou pós-operatória num caso em 6 (suspeita de tumor de Bollande).

- Tamanho inicial do tumor superior a 110 mm em 2 de 6 casos

V-4-2- TIPO HISTOLÓGICO

O tipo misto foi o tipo histológico dominante na nossa série (9 doentes). O tipo blastematoso foi registado nos restantes 5 doentes.
O tempo médio até à recorrência foi mais curto para os tipos histológicos blastematosos (7,5 meses) e mais longo para os tumores mistos (26 meses).
O estudo analítico não mostrou uma correlação significativa entre o tempo até à recidiva local e o tipo histológico do tumor (P=0,2433).

V-4-3- SINAIS HISTOLÓGICOS DESFAVORÁVEIS (ANAPLASIA)

Três dos 14 doentes apresentavam sinais histológicos desfavoráveis.

O tempo médio até à recorrência foi muito curto no caso de anaplasia (3,5 meses) e mais longo na ausência de anaplasia (26,5 meses).
O estudo analítico não mostrou uma correlação significativa entre o tempo até à recidiva local e a anaplasia (P=0,231). O tempo mais precoce para a recorrência (3 ou 4 meses) foi associado a um componente blastematoso e à anaplasia.

V-4-4- PESO DO TUMOR

O peso médio do tumor foi de 1670 gramas nos 3 casos em que foi mencionado no relatório patológico. O tempo até à recorrência foi de apenas 3 meses para os 2 doentes com tumores de peso igual ou superior a 550 gramas e de 11 meses para o doente com um tumor de peso inferior a 550 gramas.

Tabela IX: Tempo até à recorrência e factores anatomopatológicos.

Observação nº.	Limite de tempo reincidência (meses)	Fase de extensão	Tipo histológico	Anaplasia	Peso do tumor (g)
1	5	IV	Misto	-	----
2	3	I	Blastematoso	+	2800
3	8	IV	Misto	-	----
4	4	I	Misto	-	----
5	7	I	Blastematoso	-	----
6	5	II	Misto	-	----
7	3	I	Blastematoso	+	1200
8	11	I	Misto	-	540
9	4	III	Blastematoso	+	----
10	12	I	Blastematoso	-	----
11	8	III	Misto	-	----
12	12	IV	Misto	-	----
13	25	II	Misto	-	----
14	48	II	Misto	-	----

DISCUSSÃO

I- INTRODUÇÃO

O nefroblastoma ou tumor de Wilms é um tumor maligno do rim. Reproduz tecido embrionário derivado do metanefro [1, 2, 3, 4]. O nefroblastoma representa 5-10% dos tumores malignos infantis. É o tumor abdominal mais frequente na primeira infância, com uma idade média de 3 a 4 anos [1, 2, 5]. Certas malformações congénitas estão associadas a um risco acrescido de nefroblastoma: aniridia, hipertrofia do hemicorpo e anomalias genitourinárias (rim em ferradura, duplicidade) [2, 5, 6].

No entanto, a maioria dos nefroblastomas ocorre "de novo" em crianças sem história prévia [7].

O desenvolvimento deste tumor é determinado por anomalias (dentro das células tumorais) numa família de genes supressores de tumores transportados pelo cromossoma 11. Este gene controla a diferenciação do rim na fase embrionária [8, 9].

O nefroblastoma é uma emergência diagnóstica e terapêutica [10], uma vez que progride muito rapidamente e pode, por vezes, formar um tumor com um peso superior a 1000 gramas.

O diagnóstico é feito através de exames de imagem: ecografia e TAC abdomino-pélvica com uroscanner, se necessário. Este simples exame radiológico é geralmente suficiente para fazer o diagnóstico de nefroblastoma. Permite iniciar o tratamento sem provas histológicas, que devem ser confirmadas numa fase posterior através de um exame patológico da peça de excisão [3, 6, 7, 11].

A ecografia ou a TAC abdomino-pélvica são essenciais para uma avaliação exacta da evolução da quimioterapia [3, 6, 7, 8, 10, 11].

O tratamento é multidisciplinar, combinando quimioterapia, cirurgia e radioterapia em diferentes graus [12, 13, 14]. O prognóstico é atualmente muito bom, com uma taxa de cura de cerca de 90% [15, 16, 17]. As metástases ou recidivas locais ocorrem principalmente nos primeiros 2 anos após o diagnóstico, sobretudo nos estádios III e IV e nas histologias desfavoráveis. Devem ser detectadas através de uma vigilância trimestral que inclua um exame clínico, uma radiografia do tórax e uma ecografia abdominal [2, 6, 16, 18, 19]. O prognóstico da recorrência permanece mau, com uma baixa taxa de sobrevivência [6, 19]. Com o objetivo de melhorar a sobrevivência, têm sido estudados vários factores preditivos de recorrência, incluindo factores clínicos, radiológicos, terapêuticos e patológicos. Estes factores permitem também definir grupos de doentes com elevado risco de recidiva, proporcionar-lhes o tratamento mais adequado, monitorizá-los rigorosamente e detetar qualquer recidiva local numa fase precoce, assegurando assim uma gestão precoce [2, 16, 19].

II- TUMOR INICIAL

II-1- EPIDEMIOLOGIA

O nefroblastoma ou tumor de Wilms é o tumor maligno do rim mais comum em crianças (mais de 90% dos tumores renais em crianças) [1, 2, 3, 4, 5].
A idade ao diagnóstico varia entre 1 e 5 anos, com uma média de 37 e 43 meses para o sexo masculino e feminino, respetivamente [20, 21, 22]. No entanto, foram descritos casos de nefroblastoma em adultos [23, 24]. O tumor afecta ambos os sexos com a mesma frequência, sendo o rácio entre sexos próximo de 1 em diferentes séries [6, 5, 8, 14]. Um estudo efectuado por Inci Y [15] em 106 doentes mostrou uma predominância do sexo masculino em 58% dos casos.

II-2- CLÍNICA

O nefroblastoma é mais frequentemente descoberto através da palpação de uma massa abdominal, em 95% dos casos [3, 5, 9, 15, 17, 25, 26]. Esta massa é mais frequentemente descoberta pelos pais ou durante um exame médico de rotina. Pode assemelhar-se a um baço ou fígado de grandes dimensões. É frequentemente indolor, firme, de desenvolvimento anterior e rapidamente progressivo. O exame clínico deve ser efectuado com cuidado, uma vez que o tumor é frágil e pode romper-se [25, 26, 27, 28, 29, 30]. Dor abdominal, hematúria, hipertensão arterial e crises abdominais agudas devido a uma rutura traumática na cavidade peritoneal são também circunstâncias em que o tumor pode ser descoberto [16, 27, 30, 31]. Um estudo realizado por Mir-Mahmood S. [5] em 55 doentes mostrou que o lado esquerdo era o mais frequentemente afetado (54,5% dos casos). Inci Y [15] encontrou o mesmo resultado, com envolvimento do lado esquerdo em 53% dos casos. Em vários estudos, o nefroblastoma é geralmente grande (média de 110 mm) e por vezes volumoso [1, 3, 8, 10, 19, 22, 28].

II-3- EXAMES RADIOLÓGICOS

A imagiologia médica pode ser utilizada para estabelecer o diagnóstico e efetuar uma avaliação completa da extensão, permitindo escolher as indicações terapêuticas adequadas [32, 33, 34], especificando o tamanho do tumor, a sua natureza, a sua localização, a extensão local, a invasão vascular e linfonodal e a pesquisa de metástases à distância [23, 30, 35]. O PSA revela a existência de uma síndrome de massa sob a forma de uma opacidade que se projecta na zona renal e bloqueia o tubo digestivo. Por vezes, podem ser observadas calcificações (10-15% dos casos). A presença de lise óssea sugere o diagnóstico de neuroblastoma [3, 6, 12, 33, 34].

A ecografia abdominal é utilizada para determinar a natureza, o tamanho, a localização e a relação da massa. Confirma a localização retroperitoneal e intrarenal do tumor e a aparência ecogénica e heterogénea com manchas de necrose, o que é altamente sugestivo de nefroblastoma [30, 32, 34, 35].

A TAC abdomino-pélvica confirma as informações fornecidas pela ecografia. Mostra claramente a origem renal do tumor e a sua extensão local ou à distância. Permite igualmente um bom estudo no caso de tumores bilaterais. A injeção de um produto de contraste permite estudar o tempo vascular em busca de tromboses tumorais. As imagens urográficas, realizadas em simultâneo com a TC com injeção, mostram a opacificação caraterística do trato urinário observada no nefroblastoma, com perturbação da arquitetura normal das cavidades pielocalicinais, que aparecem esticadas, deformadas ou amputadas [34, 35].

A ecografia abdominal com Doppler pode ser utilizada para estudar a vascularização do rim em busca de trombose venosa [4, 7, 10, 30, 38]. O papel da biópsia e os seus procedimentos técnicos não estão claramente estabelecidos no contexto dos tumores renais infantis, e existem diferenças entre os protocolos anglo-saxónicos e americanos. Este facto não se verifica apenas nos países europeus, mas também dentro do mesmo protocolo, dependendo em particular da idade da criança. Uma biópsia pode ser considerada pelas equipas do SIOP quando os achados clínicos ou imagiológicos não são consistentes com o diagnóstico de nefroblastoma: idade invulgar (mais de 6 anos), noção de infeção, presença de calcificações, grandes adenopatias ou lesões, particularmente extra-renais. As condições técnicas da biópsia por punção percutânea devem ser escrupulosamente respeitadas. A biopsia cirúrgica "aberta" não tem qualquer indicação a priori. Por outro lado, a decisão de efetuar uma biopsia só deve ser tomada após consulta multidisciplinar, o que é particularmente necessário no caso de um tumor atípico [36, 37, 38, 39].

II-4- AVALIAÇÃO DA EXTENSÃO

A extensão do trabalho inclui a pesquisa de metástases pulmonares (presentes desde o início em 20% dos casos), que podem ser visíveis numa radiografia do tórax (frontal e lateral) ou numa TAC do tórax [30, 39]. A ecografia e a TAC abdominal podem ser utilizadas para identificar metástases hepáticas ou loco-regionais e para estudar o rim contralateral. As metástases ósseas são muito raras no nefroblastoma (0,8% dos casos) e só devem ser investigadas, utilizando cintigrafia óssea, se existirem sinais clínicos sugestivos [30, 39].

II-5- TRATAMENTO

Os avanços terapêuticos no nefroblastoma só foram possíveis graças aos resultados de grandes ensaios multicêntricos internacionais realizados principalmente pelo SIOP na Europa e pelo NWTS nos Estados Unidos [40]. A estratégia terapêutica do protocolo SIOP depende da idade da criança, da fase de extensão e do tipo histológico do tumor. Após os 6 meses de idade, as crianças recebem quimioterapia pré-operatória, com o objetivo de conseguir a redução do tumor, reduzindo o risco de rutura tumoral intra-operatória e complicações cirúrgicas. Esta quimioterapia pré-operatória combina a Vincristina e a Actinomicina D nas formas localizadas e a Epirrubicina nas formas metastáticas. As crianças com menos de 6 meses são operadas imediatamente devido à elevada incidência de nefromas mesoblásticos, tumores curáveis apenas por cirurgia, e à fraca tolerância da quimioterapia neste grupo etário. idade. O tratamento pós-operatório varia em duração e intensidade consoante a variedade histológica e o estádio de extensão do tumor [5,15, 40, 41, 42].
Nos estudos NWTS, a ressecção cirúrgica do tumor primário foi o tratamento inicial para a maioria das crianças. A quimioterapia pré-operatória foi recomendada em determinadas circunstâncias, incluindo o tumor de Wilms num único rim, rim em ferradura ou tumor bilateral, bem como a presença de trombose da VCI ou metástases pulmonares avançadas. O NWTS utiliza praticamente as mesmas combinações de quimioterapia que o SIOP. O tratamento pós-operatório também depende do tipo histológico e do estádio de extensão do tumor [40,43, 44, 45,46].

II-5-1- QUIMIOTERAPIA

A quimioterapia foi responsável por progressos espectaculares no tratamento do nefroblastoma, que é um tumor altamente quimiossensível. É por esta razão que a quimioterapia é utilizada como estratégia de tratamento de primeira linha para o CPOS, com o objetivo de reduzir o volume tumoral (redução tumoral até 50% do volume tumoral inicial), reduzir o risco de rutura intra-operatória e prevenir e tratar as metástases. Esta quimioterapia é iniciada por razões clínicas e radiológicas, sem evidência histológica [40, 42, 43, 45, 46]. Os fármacos activos são essencialmente a Actinomicina, Adriamicina (Doxorrubicina), Vincristina e Oncovin [40, 42, 43, 45]. Globalmente, as toxicidades destes fármacos são toleráveis (náuseas, vómitos e neutropenia, frequentemente breves), o que permite, na maior parte dos casos, um tratamento em regime ambulatório [2, 5, 40, 47].

Ao longo dos anos, os estudos do SIOP permitiram deduzir o seguinte:

- SIOP 1: A adição de 6 ciclos de Actinomicina isolada não melhorou a sobrevivência.
- SIOP 2: A quimioterapia pós-operatória pode ser reduzida de 15 para 6 meses.
- SIOP 6: A adição de Doxorrubicina melhorou a sobrevivência livre de recorrência nos estádios II N+ e III.
- SIOP 9: A adição de mais 4 semanas de quimioterapia pré-operatória combinando Vincristina e Actinomicina não aumentou a percentagem de doença em estádio I.

Estes diferentes estudos demonstraram o papel prognóstico da histologia e permitiram distinguir três grupos diferentes: um grupo de histologia de baixo risco, um grupo de risco intermédio e um grupo de alto risco (histologia desfavorável). Foi também estudado o papel prognóstico do envolvimento dos gânglios linfáticos. Isto levou a que os doentes em estádio II N+ fossem tratados da mesma forma que os doentes com tumores em estádio III [1, 7, 40, 47]. A quimioterapia pré-operatória consiste em 4 injecções semanais de Vincristina (1,5 mg/m²/cura) e 2 cursos de Actinomicina (1,5 mg/m²/cura) com um intervalo de 15 dias (semanas 1 e 3). Segue-se, uma semana depois, a excisão cirúrgica [1, 40]. A duração da quimioterapia pós-operatória dependerá da extensão do tumor (estadiamento cirúrgico) e do seu aspeto histológico. Assim, para as histologias de baixo risco: não está previsto qualquer tratamento para o estádio I, enquanto que para os outros estádios o tratamento é idêntico ao do risco histológico intermédio. Para as histologias de risco intermédio: combinação de 2 fármacos (Vincristina e Actinomicina) para o estádio I e de 3 fármacos (Vincristina,

Actinomicina e Epirrubicina) para os estádios avançados, com uma duração que varia entre 18 e 27 semanas. Para as histologias desfavoráveis (formas anaplásicas), o tratamento é intensificado com a adição de cursos que combinam Ifosfamida-Epirrubicina e Carboplatina-Etoposido durante 24 semanas [1, 7, 40, 47].

II-5-2- RADIOTERAPIA

O nefroblastoma é um dos tumores malignos mais radiossensíveis, mas as sequelas da irradiação levaram a que a sua utilização fosse limitada a estádios avançados. As indicações actuais foram estabelecidas graças a vários ensaios terapêuticos multicêntricos [49, 50]. Inicialmente, no primeiro ensaio SIOP, a radioterapia foi utilizada no pré-operatório para reduzir o risco de rutura intra-operatória. Esta estratégia reduziu consideravelmente o risco de rutura e aumentou o número de estádios localizados. No entanto, devido aos efeitos secundários significativos da radioterapia, com uma dose de 30 grays, esta estratégia foi substituída pela quimioterapia pré-operatória. Atualmente, a radioterapia só é administrada aos doentes em estádio II N+ e III com histologia favorável e aos doentes em estádio II N- com histologia desfavorável. A irradiação pulmonar é efectuada em caso de remissão incompleta das metástases após quimioterapia pós-operatória [1, 2, 5, 48, 49, 50, 51].

II-5-3- CIRURGIA

O tratamento do nefroblastoma inclui sempre pelo menos uma fase cirúrgica [1, 20, 33, 55]. Mesmo fazendo parte de uma equipa multidisciplinar, o papel do cirurgião não se limita a realizar o procedimento de excisão especificado no protocolo da melhor forma possível. O cirurgião partilha com o patologista a responsabilidade de determinar o estádio do tumor, o que determina o tratamento pós-operatório [1, 3, 52, 53, 54]. A nefrorectomia para o nefroblastoma continua a ser uma operação importante que envolve o contacto com os grandes vasos abdominais, com um risco potencial de hemorragia súbita [1, 3, 52, 53, 54]. A técnica de referência para as formas unilaterais é a ureteronefrectomia total alargada [52, 53]. Esta é uma operação aberta com uma ampla abordagem transperitoneal. Uma incisão transversal supra umbilical permite a exploração cuidadosa e o exame da cavidade peritoneal e do rim contralateral, se este não tiver sido bem examinado por investigações radiológicas [52, 53, 54, 55]. A artéria e a veia renais são primeiro ligadas, seguidas da ligação do ureter à bexiga. Os gânglios linfáticos hilares e todos os gânglios linfáticos regionais suspeitos são removidos, sem qualquer curativo linfonodal real. A glândula suprarrenal é removida no caso de tumores polares superiores e em caso de invasão da glândula suprarrenal [56, 57]. A peça operatória, corretamente orientada, deve ser entregue ao patologista na sua totalidade, nunca em pedaços. Um diagrama e/ou fios marcadores são utilizados para indicar áreas suspeitas de serem invasivas, de atravessarem a cápsula ou de aderirem a órgãos vizinhos. A localização dos gânglios linfáticos tomados separadamente é também indicada neste diagrama, assim como as zonas suspeitas [1, 56, 57]. No caso de tumores bilaterais ou tumores num único rim: quer se trate de um tumor bilateral sincrónico, de um tumor contralateral metacrónico ou de um tumor num rim congenitamente único, a estratégia é ser o mais conservador possível, respeitando os imperativos de segurança carcinológica e de segurança urológica. A quimioterapia pré-operatória é prosseguida até se atingir a contração máxima do tumor. Os tumores polares ou pequenos tumores podem beneficiar, consoante a sua localização, de uma nefrectomia parcial regulada envolvendo uma "fatia" de rim, de uma ressecção em forma de cunha envolvendo uma pequena quantidade de parênquima saudável à volta do tumor e, em casos extremos, de uma lumpectomia nivelada com o rim. a pseudocápsula tumoral. Nestes casos de ressecção parcial, é necessário um exame microscópico extemporâneo das margens. Neste caso, um tumor muito volumoso e/ou que invada todo o hilo ou seio do rim requer uma nefrectomia total [55].

II-5-4- ANATOMOPATOLOGIA

Este tumor maligno embrionário desenvolve-se a partir do blastema nefrogénico. As células tumorais têm várias vias de diferenciação, reproduzindo a histologia do rim em desenvolvimento. O tumor é cinzento, rosa ou amarelado e está rodeado por uma pseudocápsula. A sua consistência é mole ou firme, dependendo da quantidade de contingente estromal, e pode ser quístico, hemorrágico ou necrótico. Na forma habitual, existem 3 contingentes: blastematoso, epitelial e estromal [1, 20, 25, 48]. O contingente blastematoso consiste em lençóis de células indiferenciadas com núcleos redondos ou ovais contendo um pequeno nucléolo. A sobreposição nuclear e a mitose são frequentes. A arquitetura é difusa, nodular ou "serpentina". O tipo misto é a associação dos 3 contingentes em percentagens próximas [1, 20, 25, 48]. A anaplasia pode estar presente em cada um dos 3 contingentes e é definida pela presença de mitoses polipóides multipolares, hipercromatismo e um aumento de 3 vezes no tamanho nuclear. A anaplasia pode ser focal ou difusa (1, 25, 48).

II-6- PROGNÓSTICO

A estratégia de tratamento dos tumores renais tem evoluído de forma divergente (desde 1970 até à atualidade) sob a influência do grupo NWTS e do SIOP. Nos últimos anos, estes dois grupos têm-se aproximado, quer pela utilização de classificações histológicas semelhantes, quer pelos resultados satisfatórios obtidos [17]. Com os avanços no tratamento, o prognóstico da doença é atualmente muito bom, com uma taxa de cura de cerca de 90% [2, 5, 7, 9, 10, 15, 20]. Noutros estudos, a taxa de sobrevivência varia entre 72,4% e 98,5% dos casos [30, 33, 45, 50, 53].

II-7- VIGILÂNCIA

A monitorização envolve normalmente um exame clínico completo, uma radiografia do tórax e uma ecografia abdominal. Quanto mais próximo o doente estiver do fim do tratamento, mais frequente é a monitorização (cada 2 a 3 meses nos primeiros 2 ou 3 anos). No entanto, os pormenores exactos desta monitorização ainda estão a ser discutidos [1, 7, 34, 50].

III- RECIDIVA DO TUMOR

A recorrência local é definida como a recorrência da massa no leito tumoral original, retroperitonealmente ou dentro da cavidade abdominal [52].

III-1- CIRCUNSTÂNCIAS DA DESCOBERTA

Em vários estudos, a recidiva foi descoberta em exames radiológicos de seguimento trimestrais em 82 a 97% dos casos [1, 2, 5, 6, 52, 55, 58]. Na nossa série, a vigilância radiológica foi a razão para a descoberta da recidiva em 86% dos casos.

III-2- TEMPO ENTRE A DETERMINAÇÃO DA RECIDIVA E A NEFRECTOMIA

O estudo de Inci Y [15] revelou um atraso médio de 39 meses. Já o estudo de Eun S. [5] e Mir-Mahmood S. [16] encontrou um tempo médio mais curto para a recorrência de 11 e 13 meses, respetivamente. Em 2012, um estudo coreano efectuado por So-Young L. [7] observou que a maioria das recorrências tumorais (86% dos casos) ocorre nos primeiros 2 anos após o diagnóstico da doença. Em contraste, as recorrências tardias, definidas como 5 anos após o diagnóstico inicial, são eventos extremamente raros. No mesmo estudo, o autor relatou o tempo mais longo até à recorrência local do tumor, 25 anos, num caso. Para explicar este longo atraso na recorrência, So-Young L. referiu um estudo de Senetta [7], que concluiu que a quimioterapia pré-operatória do tumor inicial estimula a diferenciação tumoral, levando à maturação do tumor e à remoção de componentes tumorais imaturos. Os componentes tumorais imaturos são mais sensíveis à quimioterapia pré-operatória. A erradicação do componente imaturo de alta qualidade e a indução de um elevado grau de diferenciação prolongam, assim, o tempo até à recorrência. Na nossa série, o tempo médio até à recorrência foi de 25,5 meses.

III-3- LOCALIZAÇÃO DOS TUMORES RECORRENTES

A maior parte das recidivas tumorais ocorre no pulmão, sendo as recidivas locais mais raras [2, 5, 7, 52]. As recidivas pulmonares isoladas são os locais mais frequentes de recidiva. Representaram 41% num estudo realizado por Inci Y [15]. Seguem-se as metástases hepáticas, linfonodais e ósseas. Num estudo realizado por Robert C. [52] em 2482 doentes, a frequência de recidiva local foi de 4%. A frequência de recidiva local associada a uma metástase variou entre 15 e 20% em vários estudos, incluindo 50% das metástases pulmonares [9, 16, 38, 52]. No nosso estudo, a incidência de recidiva local foi de 12%. A incidência de metástases foi de 36%, sendo 80% delas pulmonares.

III-4- TRATAMENTO DA RECIDIVA DO TUMOR

III-4-1- QUIMIOTERAPIA

Dado que as recidivas locais são raras, nenhum estudo estabeleceu um consenso claro sobre o tratamento das recidivas [38]. Um estudo efectuado por Robert C. [52] sobre 2482 casos concluiu que os doentes que tinham recebido mais fármacos (em número e dose) durante o tratamento quimioterápico do tumor inicial tinham um mau prognóstico de recorrência. Além disso, os doentes que receberam Doxorrubicina (Adriamicina) durante o tratamento inicial tiveram uma menor incidência de recidiva do que os que não receberam, mas esta diferença não foi estatisticamente significativa. Na nossa série, 23% dos doentes tinham recebido Adriamicina (Doxorrubicina) em combinação com Vincristina e Actinomicina durante a quimioterapia pré-operatória do tumor inicial. O tempo médio até à recorrência foi curto, de 5,5 meses, ao passo que foi mais longo, de 26 meses, para os doentes que não tinham recebido Adriamicina. Um outro estudo realizado por Eun S. [16], em 98 doentes, mostrou uma melhoria do prognóstico da recidiva tumoral com a introdução de novas terapêuticas: ifosfamida, etoposido e carboplatina. Estas últimas tinham demonstrado a sua eficácia, com uma taxa de resposta em monoterapia que variava entre 42 e 53%, e uma taxa de resposta em combinação de (ifosfamida e etoposido ou etoposido e carboplatina) entre 55 e 83%. No entanto, nenhuma destas abordagens melhorou a sobrevivência a longo prazo em mais de 30% [16, 58, 59, 60].Em 2009, Filippo S. [38] concluiu que a terapêutica de alta dose tinha um papel no tratamento da recorrência, com uma taxa de sobrevivência global até 60-73%. Neste estudo, foram adoptados indicadores de prognóstico (histologia e estádio do tumor) como critérios de inclusão para a aplicação de terapêutica de alta dose em doentes com elevado risco de não resposta à quimioterapia de dose convencional. Segundo Filippo S. [38], houve uma melhoria dos resultados em relação aos dados históricos publicados, apesar de não haver consenso quanto à contribuição da quimioterapia de alta dose. Em suma, a análise de estudos pediátricos recentes sobre a utilização da quimioterapia com uma variedade de protocolos de tratamento mostra que esta é inegavelmente benéfica. O objetivo para o futuro é tentar evitar as recidivas, identificando os grupos de risco e ajudando-os com tratamentos mais adequados e um acompanhamento rigoroso após a remissão [16, 19, 38, 52, 61, 62, 63, 64]. No nosso estudo, 93% dos nossos doentes tinham recebido quimioterapia pré-operatória, dos quais 77% tinham conseguido uma regressão parcial média do tumor de 65%.

III-4-2- CIRURGIA

A cirurgia de recidiva utilizando a abordagem antiga está sempre indicada se a massa que ocupa a cavidade renal for ressecável e se a condição clínica do doente o permitir [60, 64, 65, 66]. A excisão cirúrgica deve ser tão completa quanto possível [60, 63, 67, 68]. Na nossa série, 78% dos doentes eram operáveis (tumor ressecável), e a ressecção macroscópica foi completa em todos os doentes.

III-4-3- EXAME ANATOMOPATOLÓGICO

Em 2007, um estudo de Senetta [7] dividiu as recidivas tumorais em 2 grupos de acordo com a sua diferenciação histológica: um grupo de tumores imaturos e indiferenciados e outro grupo de tumores maduros e altamente diferenciados. De acordo com este estudo, a divisão deveu-se ao facto de ter ou não sido feita quimioterapia pré-operatória durante o tratamento do tumor inicial. Os doentes que tinham recebido quimioterapia pré-operatória já não tinham elementos imaturos nos seus tumores. Estes doentes tiveram um tempo mais longo para a recidiva. No nosso estudo, entre 93% dos nossos doentes que receberam quimioterapia pré-operatória, 28,5% dos casos tiveram uma mudança no tipo histológico, de tipo misto para quimioterapia. predominantemente blastematoso. O tempo médio de recidiva foi relativamente curto, de 8,5 meses. Os doentes que não apresentavam inicialmente anaplasia mantiveram as mesmas caraterísticas histológicas.

III-5- PROGNÓSTICO

Vários estudos observaram que a taxa de sobrevivência das crianças após a recidiva era baixa, variando entre 35 e 50% dos casos [68, 69, 70, 71]. No estudo de 1998 de Robert C. [52], com 2482 doentes, 4% dos casos tinham recidivado, com uma taxa de sobrevivência (2 anos após a recidiva) de 43%. Em 2006, o estudo de Eun S. [16], em 98 doentes, 12% dos casos tinham recidivado com uma taxa de sobrevivência de 40,9%. O prognóstico de um tumor de Wilms recorrente é geralmente melhor se o tumor tiver as seguintes caraterísticas: histologia favorável, estádio I no momento do diagnóstico, não ter sido submetido a quimioterapia ou radioterapia à base de doxorrubicina e recidivar pelo menos 12 meses após o diagnóstico inicial [54]. Na nossa série, dos 14 casos estudados, 72% tiveram um resultado favorável com desaparecimento completo do tumor local recorrente e das metástases. O tempo médio de seguimento dos 14 doentes foi de 47,5 meses. No entanto, 28% dos casos tiveram um desfecho desfavorável.

IV- FACTORES PREDITIVOS DE REINCIDÊNCIA

IV-1- FACTORES CLÍNICOS

IV-1-1- IDADE

Ser muito jovem é um fator de prognóstico mais favorável. As crianças com menos de 24 meses têm um melhor prognóstico do que as crianças mais velhas [54].

Um estudo de Inci Y [15] e outro de Robert C [52] concluíram que a idade do doente aquando do diagnóstico era um fator de prognóstico quando considerado isoladamente, com um risco aumentado de recorrência local em crianças mais velhas (com 4 anos de idade). Nestes 2 estudos, o efeito da idade não atingiu uma correlação estatisticamente significativa. Noutros estudos, como o de Mir-

Mahmood S. [5], e o de Eun S. [16], a idade dos doentes não foi considerada um fator preditivo de recidiva. Na nossa série, mais de metade dos doentes (57%) tinha menos ou igual a 3 anos de idade. Assim, os doentes com idade superior a 3 anos tiveram recidivas mais precoces do que os doentes com idade inferior ou igual a 3 anos. Também observámos que o doente mais velho (9 anos) do nosso estudo teve o tempo de recorrência mais precoce (3 meses).

IV-1-2- SEXO

O sexo do doente nunca foi considerado como um fator preditivo de recidiva local, o que se verificou em vários estudos [2, 52, 72].
Nos dois estudos analíticos efectuados por Mir-Mahmood S. [5] e Inci Y. [15], não houve correlação significativa entre o tempo de recidiva e o sexo dos pacientes. Na nossa série, os doentes do sexo masculino recidivaram mais cedo do que os do sexo feminino, sem correlação estatisticamente significativa.

IV-2- FACTORES RADIOLÓGICOS

IV-2-1- DIMENSÃO DO TUMOR INICIAL

Os tumores pequenos estão associados a um prognóstico mais favorável do que os tumores grandes [54]. O estudo de Inci Y. [15] e outro de Eun S. [16] concluíram que a incidência de recorrência estava relacionada com o tamanho inicial do tumor. Eun S. [16] verificou que os tumores com mais de 110 mm recidivavam mais cedo do que os tumores com menos de 110 mm. Em 2012, um estudo coreano realizado por So-young L. [7] mostrou uma correlação estatisticamente significativa entre o tempo até à recorrência e o tamanho do tumor inicial (P = 0,0034). Na nossa série, chegámos à mesma conclusão.

IV-2-2- METÁSTASES À DISTÂNCIA

Vários estudos concordaram que a presença inicial de uma metástase à distância era um preditor significativo de recorrência [5, 15, 52]. No estudo efectuado por Inci Y [5] em 106 doentes, 58% dos casos com metástases à distância iniciais tinham recidivado. Também num estudo de Robert C. [52] com 2482 doentes, 52% dos doentes recorrentes tinham metástases à distância desde o início. No nosso estudo, 21% dos doentes tinham doença metastática. O tempo médio até à recorrência foi considerado bastante precoce (8,5 meses).

IV-3- FACTORES TERAPÊUTICOS

IV-3-1- RESSECÇÃO CIRÚRGICA

Um estudo de Robert C. [52] e um de Andrew M. [6] mostraram que a presença de resíduos macroscópicos na margem de ressecção cirúrgica era um fator preditivo de recorrência local. No nosso estudo, foi efectuada uma ureteronefrectomia alargada em todos os doentes, exceto num. A ressecção foi considerada macroscopicamente completa em todos os pacientes. O tempo médio até à recorrência nos 14 doentes foi de 25,5 meses, relativamente longo.

IV-3-2- DIFICULDADES DE FUNCIONAMENTO

O estudo efectuado por Robert C. [52] mostrou que a recorrência abdominal estava intimamente ligada à dificuldade da excisão cirúrgica. O estudo analítico mostrou uma correlação significativa entre o tempo até à recorrência e a dificuldade de excisão cirúrgica. No nosso estudo, a ressecção cirúrgica foi difícil em 7 doentes (50%), mas não houve invasão da cápsula renal. O tempo de recidiva foi mais precoce nos doentes cuja ressecção cirúrgica foi difícil.

IV-3-3- RUPTURA DO TUMOR

Num estudo realizado por Eun S. [16], a rutura cirúrgica esteve sempre associada a recidiva local. O tempo até à recorrência foi bastante precoce. Em 2009, Filippo S. [38] concluiu que a rutura cirúrgica do tumor deve ser evitada pelo cirurgião, uma vez que os doentes que sofreram uma rutura capsular intra-operatória tiveram um tempo de recorrência mais precoce do que os que não sofreram.

IV-3-4- COLHEITA DE AMOSTRAS DE GÂNGLIOS LINFÁTICOS

A dissecção extensiva de gânglios linfáticos do tumor de Wilms não tem sido recomendada, embora a amostragem de gânglios linfáticos tenha sido fortemente indicada no estudo de Weirich A. [40]. O estudo efectuado por Ali T. [30] em 42 casos concluiu que a dissecção de gânglios linfáticos não parece influenciar a sobrevivência ou a taxa de recorrência local. No entanto, a ausência de colheita de amostras de gânglios linfáticos pode levar a uma subestimação do estádio de extensão do tumor, resultando num tratamento inadequado da criança e numa recorrência local frequente. No nosso estudo, a colheita de amostras de gânglios linfáticos foi efectuada em todos os doentes, exceto em 2 (porque não eram evidentes adenopatias suspeitas na exploração cirúrgica). O tempo até à recorrência foi relativamente precoce na ausência de amostragem de gânglios linfáticos (9,5 meses).

IV-3-5- QUIMIOTERAPIA PRÉ-OPERATÓRIA

Os defensores da quimioterapia pré-operatória (SIOP) sugerem que esta ajuda a reduzir o volume do tumor e o risco de rutura intra-operatória, bem como a prevenir a ocorrência de metástases. Robert C. [52] e Mir-Mahmoud S. [5] concluíram que a quimioterapia pré-operatória facilitou muito a cirurgia (regressão considerável do volume inicial do tumor). Em 2007, Senetta [7] definiu 2 grupos, um que recebeu quimioterapia pré-operatória e o outro que não recebeu. Concluiu que a quimioterapia inicial contribui para a maturação e diferenciação do tumor inicial, o que prolonga o tempo de recidiva. Na nossa série, após a quimioterapia, a regressão parcial foi em média de 65% em 76% dos casos, com um tempo médio de recidiva bastante longo de 26 meses. Este atraso foi muito mais precoce (3 meses) nos doentes que não responderam à quimioterapia (estabilidade ou agravamento da lesão).

IV-3-6- QUIMIOTERAPIA PÓS-OPERATÓRIA

Vários estudos concluíram que a quimioterapia pós-operatória ajuda a aumentar a sobrevida livre de recidiva [52, 53, 55, 73]. Jonathan C [58], num estudo com 81 doentes, e Silvio T [59], num estudo com 53 doentes, concordaram com a necessidade de quimioterapia pós-operatória, sendo que a duração e a combinação de fármacos dependem dos critérios de prognóstico (estádio e histologia). Na nossa série, 71,4% dos doentes tiveram um resultado favorável após a quimioterapia, com um tempo médio até à recorrência de 25,5 meses. Um dos 14 doentes teve um agravamento local e, por conseguinte, o tempo de recidiva mais precoce (3 meses).

IV-4- FACTORES ANATOMO-PATOLÓGICOS

IV-4-1- ESTÁDIOS DE EXTENSÃO DO TUMOR

Quanto mais precoce for o estádio, melhor é o prognóstico. Um tumor de Wilms que se tenha espalhado para os gânglios linfáticos ou para outros locais tem um prognóstico pior [54]. Um estudo de Almamy Cisse B. [2], outro de Mir-Mahmood S. [5], e outros estudos [6, 52, 75, 76] concordaram que o estádio de extensão do tumor é o fator de prognóstico mais importante. Uma vez que a terapêutica e o prognóstico adequados dependem do estádio do tumor, é imperativa uma classificação exacta dos doentes, que inclui a avaliação histológica dos gânglios linfáticos regionais [77]. O estudo de Robert C. [52] e o de Eun S. [16] observaram que a recorrência local era mais frequentemente observada em doentes com extensão tumoral nos estádios III ou IV.

No nosso estudo, verificámos que 6 doentes tinham o estádio I e 8 doentes tinham os estádios II, III ou IV. Os estadios III e IV tiveram um tempo médio de recorrência relativamente precoce (6 meses e 8,3 meses, respetivamente). No entanto, o estádio II teve um tempo de recorrência mais longo de 26,5 meses. Paradoxalmente, o estádio I foi associado a um tempo médio de recorrência relativamente precoce (6,5 meses). Este facto foi essencialmente explicado pela associação com factores histológicos desfavoráveis.

IV-4-2- TIPO HISTOLÓGICO

Pensa-se que o nefroblastoma com predominância de células epiteliais é menos agressivo [75, 76]. Todos os estudos realizados concordam que o componente blastematoso é um fator de mau prognóstico, em particular o estudo de Robert C. [52] e o de Inci Y. [15]. No estudo de Delarue A. [17], o tipo histológico predominantemente blastematoso foi classificado como de alto risco. No nosso estudo, o tipo misto foi o tipo histológico mais frequente (64%). Os doentes com um tipo misto tiveram um tempo médio de recorrência mais longo (26 meses) do que aqueles com um componente predominantemente blastematoso (7,5 meses).

IV-4-3- SINAIS HISTOLÓGICOS DESFAVORÁVEIS (ANAPLASIA)

O nefroblastoma anaplásico representa cerca de 5% dos tumores renais infantis e aumenta de frequência com a idade [9]. A anaplasia é a perda anormal de certas caraterísticas de diferenciação celular, sem retorno ao estado celular primário. Pensa-se que se trata de um clone resistente à quimioterapia [9]. O grau do tumor de Wilms é um fator de previsão de recorrência muito importante. Os tumores com histologia favorável (ausência de anaplasia) têm um melhor prognóstico do que aqueles com histologia desfavorável (presença de anaplasia). A anaplasia está associada a taxas de recorrência mais elevadas e a um pior prognóstico [54]. O prognóstico dos tumores anaplásicos é particularmente mau [52, 75, 77].

No estudo de Delarue A [17], os doentes com tumores anaplásicos foram classificados como tendo um risco elevado de recorrência. Na nossa série, 21,4% dos nossos doentes tinham sinais histológicos desfavoráveis, com um tempo médio de recorrência precoce de 3,5 meses.

IV-4-4- PESO DO TUMOR

No estudo de Robert C. [52], o peso do tumor foi um fator de prognóstico significativo associado à recorrência abdominal. Os tumores com peso inferior a 550 gramas foram considerados de baixo risco de recorrência. Na nossa série, os tumores com peso superior a 550 gramas tiveram um tempo de recorrência precoce de 3 meses.

TOTAL

Foi recentemente reconhecido que o estádio de extensão do tumor (SIOP), por si só, não é suficiente para identificar com precisão todos os doentes em risco de recorrência e que é necessário ter em consideração outros factores, como a idade do doente, o peso do tumor e a resposta à quimioterapia [75]. Para além disso, existem poucas publicações na literatura relativas a regimes terapêuticos e protocolos de quimioterapia para o tratamento de tumores de nefroblastoma recorrentes [73, 72, 75].

CONCLUSÃO

O nefroblastoma ou tumor de Wilms é o tumor renal maligno mais frequente em crianças com idades compreendidas entre 1 e 5 anos. O seu prognóstico melhorou significativamente graças aos avanços terapêuticos, com uma taxa de cura de até 90%. A recorrência local pode ocorrer nos 2 anos seguintes ao diagnóstico. A recorrência local é definida como a recorrência da massa no leito tumoral original, retroperitonealmente ou dentro da cavidade abdominal. Coloca o problema da sua etiologia, que é multifatorial, representada essencialmente por: subclassificação do tumor, quimioterapia pré ou pós-operatória inadequada, erro cirúrgico (rutura do tumor, não ressecção de resíduos peritoneais-diafragmáticos ou parietais) e histologia desfavorável. A taxa de sobrevivência após recidiva é também baixa, variando entre 35 e 50%. Todos os autores concordam com a utilidade de estudar os factores de recorrência que devem ser tomados em consideração para poder identificar com precisão todos os doentes com elevado risco de recorrência. O objetivo é melhorar a taxa de cura nos grupos de risco de recorrência e ajudá-los com tratamentos mais adequados. A nossa esperança é que este trabalho seja um prelúdio para uma investigação multicêntrica aprofundada sobre novos agentes quimioterapêuticos activos e novos regimes de tratamento mais adequados para melhorar o prognóstico e a taxa de sobrevivência dos doentes recorrentes.

APÊNDICE

Estádios de extensão do tumor adoptados de acordo com o SIOP 2001.

Estádio I: Tumor localizado que não se estende para além da cápsula renal e não invade a gordura do hilo renal.

Estádio II: Tumor localizado, ultrapassando os limites do rim (gordura peri-renal, trombose da veia renal, envolvimento do hilo renal, etc.), ou tumor biopsiado com ressecção macroscópica total.

Estádio III: Tumor disseminado no abdómen por uma via não hematogénea (implantes peritoneais, invasão de gânglios linfáticos das cadeias peri-aórticas, invasão de órgãos vizinhos ou rutura do tumor no abdómen) com tumor residual após nefrectomia.

Estádio IV: Tumores com metástases hematogénicas.

Estádio V: Tumores bilaterais.

BIBLIOGRAFIA

1. Chastagner P, Fournet J, Doz F, Gauthier F. Tumores renais em crianças. EMC. Paris: Elsevier, Pediatria, 4-088-D-10; 2013

2. Almamy Cisse B. Estudo dos aspectos epidemiológicos do nefroblastoma na ala pediátrica.
Th D Méd, Mali, 2008.

3. B. Brichard. Nefroblastoma.
Webhosttest.uclouvain.be/sites/oncop/rw/page2/page1/assets/nephroblastoma.pdf, acedido em 25 de janeiro de 2013.

4. Pontual L, Lyonnet S, Amiel J. Anomalias do desenvolvimento e predisposição para tumores infantis. Arch Pediatr. 2010; 17: 1220-7.

5. Mir-Mahmood S, Ahmad K, Alireza M, Naser S, Omid A. Tumor de Wilms: Um estudo retrospetivo de 10 anos. Arch Iranian Med. 2007; 10: 65-9.

6. Andrew M. Tumor de Wilms. Curr Opin Pediatr. 2009; 21: 357-64.

7. So-Young L, Kyu-Rae K, Jung-Yeol P, Jae Y. Tumor de Wilms com recidiva tardia: 25 anos após o tratamento inicial.
Korean J Urol. 2012; 53: 288-92.

8. Dominique P. Nephroblastoma ou tumor de Wilms. www-sante.ujf-grenoble.fr/SANTE/, acedido em 23 de janeiro de 2013.

9. Lemerle J, Tournade M. Nephroblastoma (tumor de Wilms) Rev Prat. 1993; 43: 2192-6.

10. Landolsi A, Ben Fatma L, Kallel K, Gharbi O, Zakhama A, Golli M, et al. Nefroblastoma na região central da Tunísia - estudo clínico e histológico e factores de prognóstico. Ann Urol. 2003; 37: 164-9.

11. Aloui-Kasbi N, Felah S, Bellagha I, Barsaoui S, Hammou A. Imagiologia de tumores renais em crianças.
J Pédiatr Puéricul.2004; 17: 34-40.

12. Nouira F, Sarrai N, Ghorbel S, Med Sghair Y, Khemakhem R, Chariag A et al.Indicações para a nefrectomia em crianças: O que é que mudou? Tunis Méd. 2010; 88: 70-5.

13. Habrand JL, Oberlin O, Pein F, Leblanc T, Levy-Piedbois C, Doz F. Combinações de quimioterapia em tumores infantis. Cancer Radiother. 1998; 2: 752-9.

14. Lemerle J, Tournade M, Pein F. Nephroblastoma: Um modelo para cancros infantis quimiossensíveis. Bull. Acad. Natle Méd. 1998; 182: 1231-46.

15. Inci Y, Lebriz Y, Alp Ö, Hilmi A, Tiraje C, Nur D. Multidisciplinary approach to Wilms tumor: 18 years of experience.
Jpn J Clin Oncol. 2000; 30: 17-20.

16. Eun S, Hyoung J, Hee Y, Hyo S. Melhoria da sobrevivência em doentes com tumor de Wilms recorrente: A experiência do hospital pediátrico da Universidade Nacional de Seul.
J Korean Med Sci. 2006; 21: 436-40.

17. Delarue A, Coze C, Gorincour G, Bouvier C, Murraciole X. Tumores renais em crianças.
EMC. Paris: Elsevier, Pediatrics, 4-088-D-10; 2007.

18. Ekenze S, Agugua-Obianyo N, Odetunde O. The challenge of nephroblastoma in a developing country (O desafio do nefroblastoma num país em desenvolvimento).
Ann Oncol. 2006; 17: 1598-600.

19. Kathleen A, Verónica V. Para uma compreensão do tumor de Wilms. Int. J. Exp. Pathol. 1994; 75: 147-55.

20. Illingworth R, Morris J, Pearson D, Barbor P, Beck J, Bloom H et al. Management of nephroblastoma in childhood.
Arch Dis Child. 1978; 53: 112-9.

21. Maura O, Mark K, James R, Gregory H. Progress in childhood cancer: 50 years of research collaboration, a report from the children's oncology group.
Semin Oncol. 2008; 35: 484-93.

22. Catherine P, Christelle D. Cancros da infância com bom prognóstico. Rev Prat. 2007; 57: 1070-6.

23. Moutou C, Hochez J, Chompret A, Tournade M, Le Bihan C, Zucker J et al. The French Wilms tumor study: no clear evidence for cancer prone families.J Med Genet. 1994; 31: 429-34.

24. Buzelin F, Heloury Y, Moreau A, Nomballais M, Lenne Y.
Nefroblastomatose e tumor de Wilms, relato de caso.
Arch Anat Cytol Pathol. 1992; 40 (5-6): 324-8.

25. Okoko A, Ekhouya Bowassa G, Oko A, Mbika-Cardorelle A, Moyen G.

Epidemiologia das massas abdominais palpáveis em crianças de Brazzaville.
Arch Pédiatr. 2012 ; 19 :878-9.

26. Coulomb A. Diagnóstico de tumores abdominais em crianças: dados do patologista.
Arch Pediatr. 2012; 19: 222-3.

27. Cecilia A, Susan P, Patricia A, Janice T, Yevgeny G, Norman E. Early and late mortality after diagnosis of wilms tumor.
J Clin Oncol. 2009; 27: 1304-9.

28. Jason A, Andrew J, Erin H, Colin A, Chase T, Janene P et al. Race disparities in Wilms tumor incidence and biology (Disparidades raciais na incidência e biologia do tumor de Wilms).
J Surg Res. 2011; 170: 112-9.

29. Han J, Kwon S, Won S, Shin Y, Ko J, Lyu C. O acompanhamento clínico exaustivo dos efeitos tardios em sobreviventes de cancro infantil mostra a necessidade de uma intervenção precoce e atempada.
Ann Oncol. 2009; 20: 1170-7.

30. Ali T, Mahmoud P, Hamidreza A, Reza B, Nasim Z, Behrang A. Correlação entre o tamanho do carcinoma de células renais e o seu grau, estádio e subtipo histológico.
Urol J. 2007; 4: 10-3.

31. Marília F, Gulnar A, Silva M. Prognóstico para pacientes com tumor de Wilms unilateral no Rio de Janeiro, Brasil, 1990-2000.
Rev Saúde Pública. 2005; 39: 1-7.

32. Thomas M, Robert Y, Kelley W. Melhores casos da AFIP, tumor anaplásico de Wilms: Achados radiológicos e patológicos.
RadioGraphics. 2004; 24: 1709-13.

33. Theodore L. Apresentação atípica do tumor de Wilms: Avaliação e diagnóstico precoce. J Natl Med Assoc. 1998; 90: 51-3.

34. Hervé J, Anne M, Sue C, Catherine M. Imagiologia no tumor de Wilms unilateral. Pediatr Radiol. 2008; 38: 18-29.

35. Regaya N. Contribuição para o estudo dos tumores renais. Estudo retrospetivo anátomo-clínico e imunohistoquímico de 43 casos. Th D Méd, Tunis; 2004.

36. Harif M, Barsaoui S, Benchekroun S, Boccon-Gibod L, Bouhas R, Doumbé P, et al. Tratamento do cancro infantil em África: Preliminary results of the French-African Pediatric oncology group (Resultados preliminares do grupo franco-africano de oncologia pediátrica).

Arch Pédiatr.2005; 12: 851-3.

37. **Lisa H, Bernardo H, Richard M, Sharon M, Joyce E, Oscar M et al.** Massas renais pediátricas: Wilms tumor and beyond.
RadioGraphics. 2000; 20: 1585-603.

38. **Filippo S, Kathy P, Cristophe B, Jan K, Sandro D, Norbert G**. Valor e dificuldades de uma estratégia europeia comum para o tumor de Wilms recorrente.
Expert Rev. Anticancer Ther. 2009; 9: 693-6.

39. **Peter F, Fernando A, Michael L, James R, Daniel M, Paul E et al.** A metástase hepática no momento do diagnóstico em doentes com tumor de Wilms não é um fator de prognóstico adverso independente para o tumor de Wilms em estádio IV. Um relatório do grupo de oncologia infantil/grupo nacional de estudo do tumor de Wilms.
Ann Surg. 2009; 250: 642-8.

40. **Weirich A, Ludwig R, Graf N, Abel U, Leuschner I, Vujanic G Et al.** Sobrevivência no Nefroblastoma tratado de acordo com o ensaio e estudo SIOP-9/GPOH no que respeita à recidiva e morbilidade.
Ann Oncol. 2004; 15: 808-20.

41. **Jerzy N, Katarzyna T, Wojciech M, Anna S.** A classificação SIOP-2001 dos tumores renais da infância é exacta no que diz respeito ao prognóstico? Um problema revisitado.
Arch Med Sci. 2012; 4: 684-9.

42. **Karen D, Daniel M, Najat C.** Late effects of treatment for Wilms tumor (Efeitos tardios do tratamento do tumor de Wilms). Pediatr Hematol Oncol. 2009; 26: 407-13.

43. **Piotr P, Andrzej K, Adam M, Katarzyna P, Jacek Z.** Papel potencial da PET-CT na avaliação da eficácia da quimioterapia e no diagnóstico de recorrência num doente com um tumor de Wilms.
Nucl Med Rev. 2011; 14: 33-5.

44. **Bryan L, Jeffrey M, Jeffrey S, Jamie R, Nita L, Anne Z et al.** Toxicidade da Dactinomicina e da Vincristina no tratamento do cancro infantil: Um estudo retrospetivo do grupo de oncologia infantil.
Pediatr Blood Cancer. 2011; 57: 252-7.

45. **Gauthier F.** Recent developments in renal tumour diseases in children: the role of the paediatric surgeon. Prog Urol. 2001 ; 11 : 109-12.

46. **Monikal L, Jeffrey S.** Current therapy for Wilms tumor.Oncologist. 2005;

10: 815-26.

47. Thorsten S, Bastian G, Hans-Jürgen S. Effects of chemotherapy on the cytogenetic constitution of Wilms tumor (Efeitos da quimioterapia na constituição citogenética do tumor de Wilms).
Clin Cancer Res. 2005; 11: 4382-7.

48. Norman E, Bruce J, Gerald M, John A, Michael L, Robert C et al. Radioterapia para tumor de Wilms de histologia favorável: A prevenção da recorrência no flanco não melhorou a sobrevivência em estudos nacionais sobre o tumor de Wilms.
Int J Radiat Oncol Biol Phys. 2006; 65: 203-9.

49. Chambers E. Radioterapia na prática pediátrica. Arch Dis Child. 1991; 66: 1090-92.

50. Baez F, Fossati Bellani F, Ocampo E, Conter V, Flores A, Gutierrez T, Malta A et al. Tratamento do tumor de Wilms infantil sem radioterapia na Nicarágua.Ann Oncol. 2002; 13: 944-8.

51. Hisham H, Emmad E, Mohamed M. Tumor de Wilms: A experiência da unidade pediátrica do centro Kasr El-Aini de oncologia por radiação e medicina nuclear (NEMROCK).
J Egito. Nat. Cancer Inst. 2005; 17: 308-14.

52. Robert C, Katherine A, Michael L, Gerald M, Janice T, Giulio J et al. Factores relacionados com a cirurgia e recorrência local do tumor de Wilms no tumor de Wilms nacional.Ann Surg. 1998; 229: 292-7.

53. Ibrahim Daradka. Indicações para nefrectomia em crianças: Um relatório de 119 casos. Saudi J Kidney Dis Transpl. 2012; 23: 1221-6.

54. Dome J, Perlman E. Wilms' tumour: prognosis and survival (Tumor de Wilms: prognóstico e sobrevivência).

www.cancer.ca/fr-ca/cancer-information/cancer-type/wilms-tumour/prognosis-and- survival/?region=nb, acedido em 9 de junho de 2013.

55. Andrew M, Dana W, Deborah P, Jesse J, Matthew J, Fredric A et al. The feasibility and outcome of nephron-sparing surgery for children with bilateral Wilms tumor: A experiência do hospital St. Jude Children's Research: 1999-2006. Cancer.2008; 112: 2060-70.

56. Babai S. La néphroblastomatose chez l'enfant à propos de 2 cas. Th D Méd, Monastir; 2001.

57. Mitchell C, Morris J, Kelsey A, Vujanic G, Marsden B, Shannon R et al. The treatment of Wilms tumor: results of the United Kingdom Children's Cancer

Study Group (UKCCSG) second Wilms tumor study.
Br J Cancer. 2000; 83: 602-8.

58. Jonathan C, Dionne A, Carlos R, Caleb P. Uso contemporâneo de cirurgia poupadora de néfrons para crianças com tumores renais malignos em hospitais infantis independentes. Urology.2011; 78: 422-6.

59. Jonathan C, Richard A, Thomas J, Christine M, Douglas A, Stephen A et al. Expressão de B7-H1 no tumor de Wilms: Correlação com a biologia do tumor e a recorrência da doença. J Urol. 2008; 179: 1954-60.

60. Silvio T, Adauto J, Haylton J, Elvis T, Luis F, Edson L et al. Resultados de novas estratégias para o tratamento do tumor de Wilms.
Int Braz J Urol. 2007; 33: 195-203.

61. Maurer K, Heitger A, Schwaighofer H, Fink F, Niederwieser D. Quimioterapia dupla de alta dose com resgate de células estaminais periféricas autólogas no tumor de Wilms recidivante. Bone Marrow Transplant. 1997; 20: 1111-3.

62. Huda R, Mohamed S, Ashraf H. Papel da TC na avaliação da resposta do tumor de Wilms irressecável após quimioterapia pré-operatória em pediatria. Thescientificworldjournal. 2008; 8: 661-9.

63. Kremens B, Gruhn B, Klingebiel T, Hasan C, Laws H, Koscielniak E et al. Quimioterapia de alta dose com resgate de células estaminais autólogas em crianças com nefroblastoma. Bone Marrow Transplant. 2002; 30: 893-8.

64. Michael L, Kevin C, Norman E, Janice T, Jami M, Craig W et al. Gestão e resultados do tumor de Wilms inoperável: Um relatório do estudo nacional do tumor de Wilms.
Ann Surg. 1994; 220: 683-90.

65. Abu-Ghosh A, Krailo M, Goldman S, Slack R, Davenport V, Morris E et al. Ifosfamide, Carboplatin and Etoposide in children with poor-risk relapsed Wilms tumor: a Children's Cancer Group report.
Ann Oncol. 2002; 13: 460-9.

66. Norman E, San-San O, Bruce J, Gerald M, John A, Michael L et al. Doxorrubicina para histologia favorável, tumor de Wilms em estádio II-III: Resultados dos estudos nacionais sobre o tumor de Wilms. Cancer. 2004; 101: 1072-80.

67. Annemieke I, Leo M, Marry M, Anjo J. Limitações comportamentais e educacionais após quimioterapia para leucemia linfoblástica aguda infantil ou tumor de Wilms. Cancer. 2006; 106: 2067-75.

68. Catherine M, Hervé J, Oystein E, Joanna B, Anne M. Doença bilateral e novas tendências no tumor de Wilms. Pediatr Radiol. 2008; 38: 30-9.

69. Hervé J, Gudrun S, Sabine S, Sylvie H, Pascale P, Liliane B et al. Rutura pré-operatória do tumor de Wilms: Um estudo retrospetivo de 57 pacientes. Cancer. 2008; 113: 202-13.

70. Chiang-Ching H, Samantha G, Norman B, Colleen C, Simone T, Irene B et al. Previsão de recidiva em tumor de Wilms de histologia favorável utilizando análise de expressão genética: Um relatório do comité de tumores renais do grupo de oncologia infantil. Clin Cancer Res. 2009; 15: 1770-8.

71. Debra J, Gian G, Julian G, Donald A. Distinctive properties of an anaplastic Wilms tumor and its associated epithelial cell line (Propriedades distintivas de um tumor anaplásico de Wilms e da sua linha de células epiteliais associadas). Am J Pathol. 1994; 144: 1023-34.

72. Dominique B, Julie L, Gudrun S, Isabelle Z, Liliane B, Monique F et al. O índice elevado de coloração da ciclina E em células blastemais, estromais ou epiteliais está correlacionado com a agressividade do tumor em doentes com nefroblastoma.
www.plosone.org, acedido em 23 de janeiro de 2013.

73. Jean-Jacques Voigt. Cotran, Kumar, Collins. Tumor de Wilms. 3ème ed. Itália: Piccin; 2000.

74. Lilian M, Ricardo J, Maria T, Vicente O, João G, Miguel S. Extensão intracaval e intracardíaca do tumor de Wilms. A influência da quimioterapia pré-operatória na morbilidade cirúrgica.
Int Braz J Urol. 2007; 33: 683-9.

75. Robert C, James R, Norman E, Elizabeth J, Bruce B, Michael L et al. Long-term outcomes of infants with very low risk Wilms tumor treated with surgery alone on national Wilms tumor study -5.
Ann Surg. 2010; 251: 555-8.

76. John A, Daniel M, Gerald H, James R, Jeffrey S, Paul E. Outcomes of children with favorable histology Wilms tumor and peritoneal implants treated on national Wilms tumor studies.Int J Radiat Oncol Biol Phys. 2010; 77: 554-8.

77. Conrad V, James A, Norman E, Jeffrey S, Grundy P, Elizabeth J et al. Medidas antropomórficas e sobrevivência livre de eventos em doentes com tumor de Wilms de histologia favorável: Um relatório do grupo Children's Oncology. Pediatr Blood Cancer. 2009; 52: 254-8.

ÍNDICE DE CONTEÚDOS

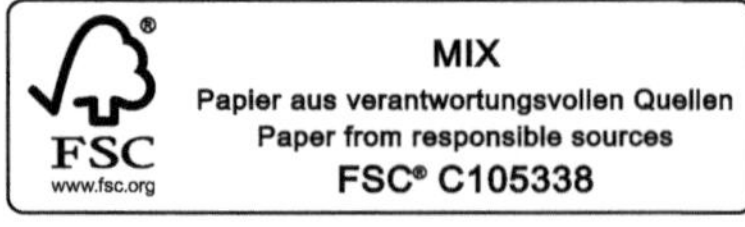

Printed by Books on Demand GmbH, Norderstedt / Germany